老眼のウソ

人生をソンしないために

眼科専門医
平松 類 著

川口眼科副院長
蒲山順吉 監修

時事通信社

はじめに

老眼は年齢のせいだとあきらめていませんか？
老眼になってもあきらめる必要はありません。老眼はよくすることができます。
一方で対応を間違えると目だけでなく体調が悪くなります。
それなのに、なぜほとんどの日本人はこの情報を知らされていないのでしょうか。
例えば、
・なぜ、老眼を放置していると頭痛・肩こりや全身の不調を感じるのか知っていますか？

・なぜ、効果的な老眼のトレーニングが紹介されていないのか知っていますか？

・老眼の目薬はないというのはウソということを知っていますか？

どれも重要なことですが、ほとんどの日本人は知りません。「老眼は治らないし、目薬もない。効果的なトレーニングもなくて老眼鏡をかけるしかない」と多くの人が思っています。

では、なぜほとんどの人は本当のことを知らされていないのでしょうか？

二つの理由があります。

一つには言葉のわかりにくさがあります。

近視・遠視・老眼・乱視はどう違うのか？　違いをしっかり理解している人は少ないです。だからこそ近視は老眼にならないという間違ったうわさ（ウソ）が広まってしまいます。わかりやすく説明するのがかなり難しいのです。

もう一つには医者の現状があります。

日本は国民皆保険制度のために医者に診察してもらう機会は多いのですが、一方、一人ひとりに時間をかけて話をする時間がとれていません。そのため医者は緑内障・黄斑変性など重症であったり、失明に至る病気に気をとられすぎて、老眼についてじっくり聞けません。また、老眼について論文を読んだり調べたりする機会も少なく、ついつい軽視されがちです。だから正しく伝える機会がとても少ないのです。

老眼にまつわる間違えた理解や、その人に合わない対処法は、あなたの人生にとって大きな損失です。そこで問題を解決するために、あなたが知らない老眼の真実をお伝えするためにこの本を書きました。

老眼に悩んでいるのなら、役立つ内容であるのは間違いないです。老眼は手元が見にくいだけではありません。あなたの悩んでいる「老眼とは関係ない」と思っていた身体の症状が、実は老眼からきていることもあります。

ウソに惑わされないためには、老眼について正しい知識を持つことが一番の近道です。そして、この本を読めば、あなたにピッタリの対処法が選択できます。

目次

装幀：鈴木美里
企画協力・イラスト：おかのきんや

第1章

老眼を甘く見てはいけない

肩こり・頭痛・体調不良は老眼が原因

老眼の症状は手元が見えないだけ。そう思っていませんか？

老眼になると手元が見にくくなります。けれども、症状はそれだけではないのです。頭痛・肩こり・疲労感など全身の不調を感じることがあります。

目を使いすぎて目の奥が痛くなり、頭痛がしてきたという経験があるかもしれません。

人間は目を通して脳でモノを見ています。目から入ってくる情報がおかしいと頭まで痛くなってしまうのです。グラグラと揺れているモノをずっと見ていると気持ちわるくなってしまいます。

頭痛・肩こり・疲労感などは「体の問題」と思われがちで、目が原因とは気づかれないことが多いです。また、体調不良だけでなく、生産性の低下を起こします。よく見えないと字を読むのに時間がかかり、作業効率が落ちてしまいます。さらに、見えないということで、認知症も発症しやすくなってしまいます。見えないことでモノを認知しなくなり、情報量も減ってしまうため、認知症になりやすいのです。

○疲れ・体調不良

ある40代の人は「最近、仕事がうまくいかない」と感じていました。パソコンに向かって作業をする仕事ですが、どうしても集中力が途切れてしまいます。残業が多いため、栄養ドリンクを飲んだり、コーヒーを飲んだりして何とか作業を続けるのですが、すぐに疲れてしまいます。7時間寝ていてもまだ眠く、朝は起きるのがつらいです。

日曜日はゆっくりと寝るのですが、それでも疲れはとれません。ミスも増えてきていました。そんなある日、老眼なのかなと思い、メガネをつくることにしました。「まあちょっと見やすくなれば」という程度だったのですが、メガネをかけてから人生が変わりました。仕事がはかどるようになりました。集中力も途切れず疲れにくいのです。朝も以前より起きやすくなりました。

老眼は全く見えなくなるわけではありません。何とか見えるからこそ無理をしてしまいます。だから、疲れやすく体調もわるくなります。集中力も落ちてしまいます。精神的にもイライラしやすくなるのです。

暗闇の中で電気もつけずに本を読むと、見にくくて疲れてイライラすると思います。それを毎日繰り返しているようなものなのです。ただ老眼による疲れや体調不良は気づきにくいです。老眼が改善することで「これまでより楽になった」「疲れにくくなった」「本を読みやすくなった」という人が多いのはこのためです。

○頭痛・肩こり

ある60代の人は頭痛・肩こりに悩まされていました。特に頭痛がひどかったので、脳のMRI検査もしてもらいましたが問題なく、整形外科でも問題ないと言われていました。湿布を貼って対処しているものの、皮膚が弱くすぐかぶれてしまいます。マッサージ屋さんでもんでもらうと、その時はよい気がしますが、翌日にはまたわるくなります。頭痛薬を常用することで何とか生活をしていました。

しかし、老眼の対処をしたことで頭痛からも解放されました。薬を飲むこともありますがたまに飲めば大丈夫です。肩こりもすっかりよくなりました。

よく見えないのに、目を無理やり使っていれば疲労が出るだけでなく、頭痛にまで発展します。もちろん頭を調べても、肩を調べても何も問題ありません。目をよくしなければいけないのです。

○気力がなくなる

老眼を放置すると本を読む気力も、新聞を読む気持ちもなくなります。新しい情報を入れることも難しくなってしまいます。

人と交流するのが好きな社交的な人はいいですが、内向的な人にとってみれば貴重な情報源がなくなり、刺激が減り気力がなく、うつのような状態になってしまいます。

○見た目

見た目にも眉間にしわを寄せてしまったり、厳しい表情をします。メガネをかけ外しすることが「老眼？」と周りに見られていやだという人もいます。老眼というだけで見た目にまで大きく影響してしまいます。

老眼でソンをしないために

たかが目なのに、なぜこんなことが起きるのでしょうか？

昔は老眼はありませんでした。そして人間以外もほとんど老眼はありません。人間に近いチンパンジーは老眼になる前に寿命を迎えます。ボノボという人間に近い霊長類は寿命近くなって老眼になることがわかっています(1)。

人間も昔はそうでした。織田信長も「人間五十年、下天のうちを比ぶれば、夢幻の如くなり。ひとたび生を得て滅せぬもののあるべきか」と言っていたように、およそ50歳が人生の終わりでした。そのため老眼になっても特に問題はありませんでした。

けれども今は食事がよくなり、安全性も増し、そして何より医療の進歩により長生きできるようになりました。

その一方で、本を読み、文明を発展させた人間は、目を酷使するようになりました。目の老化を止める手立てを打ってこなかったために、年齢を重ねると体は元気なのに目は見えなくなってしまったのです。

これだけ人間の寿命は延びてきました。だからこそ体の老化予防をすることは一般的になっています。日焼け止めを塗ったり、食事も以前より栄養価が高いものになっています。肺炎予防や骨粗鬆症の予防薬もあります。けれども、目だけは老化予防をされていません。

最近になって老眼の研究は進んできました。多くの治療法や対処法が出てきました。それなのに「老眼なんて気にしなくていい」「せいぜい老眼鏡をかければ大丈夫」など、以前のままの知識で生活しているなんて、何と人生をソンしていることでしょうか。

この本ではその解決策をご紹介します。そして、より楽しく、便利な生活をしていただければと思います。

そのために、まずはあなたの老眼がどの程度なのかをチェックしましょう。

あなたは自分がどのぐらいの老眼なのか知っていますか？

あなたの老眼チェック

○老眼チェックその1（近見視力チェック）

まずはあなたの老眼がどの程度かをチェックします。あなたは遠くを見る時は裸眼でしょうか？　メガネやコンタクトをしているでしょうか？

裸眼の場合はそのままで検査をしましょう。メガネやコンタクトをしている場合はそのメガネやコンタクトをしたままこの視力表をチェックしてください。老眼鏡をかけてしまうと意味がないので、あくまで「遠くを見る」時と同じ状況にしてください。

図１　近見視力表

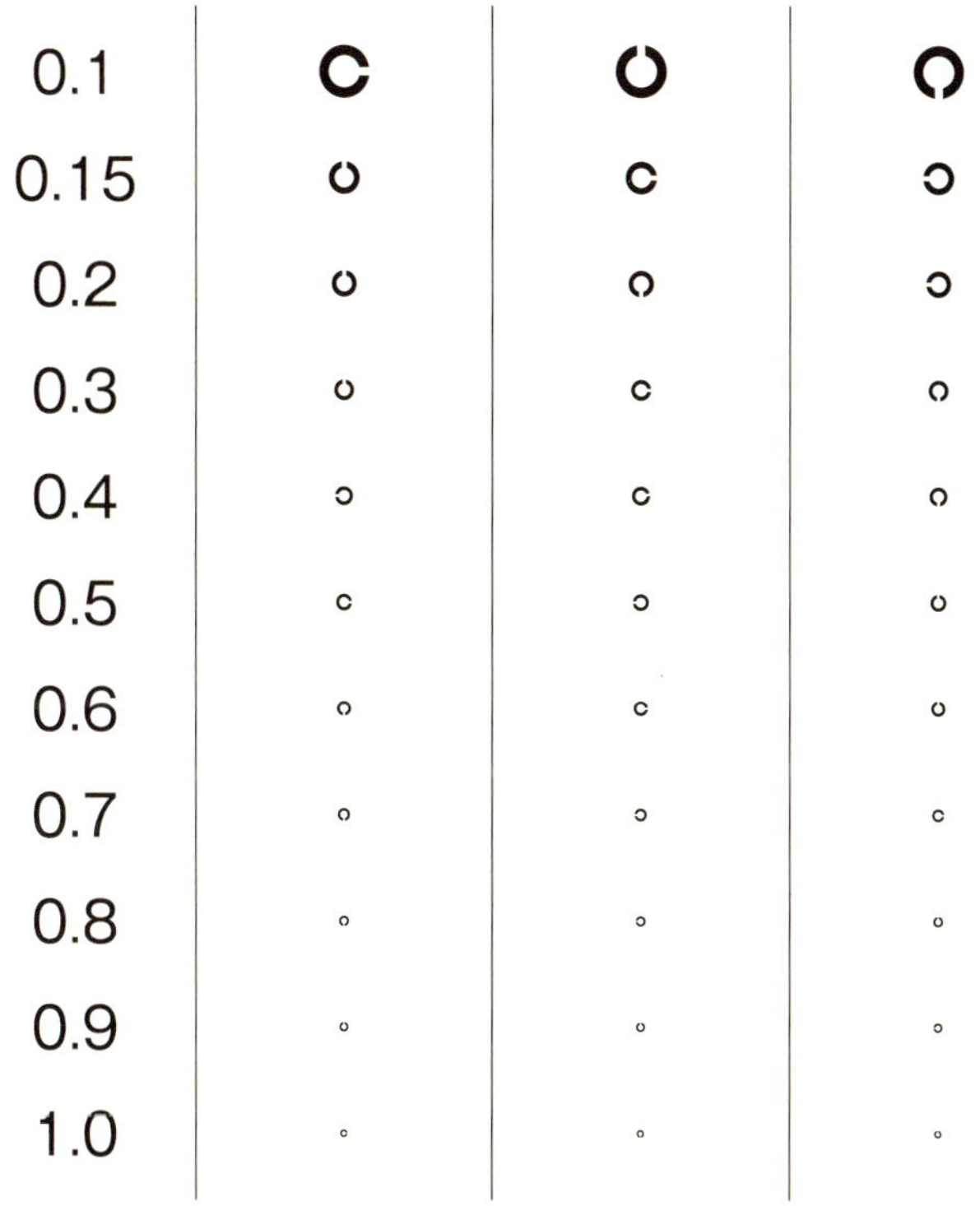

※この視力表は簡易版です。あくまでも目安としてください。

そのうえで、この近見視力表を30センチほどにはなして見てください。

まずは右目でどのぐらい見えるか見てみましょう。

次に左目でどのぐらい見えるか見てみましょう。

最後に両目でどのぐらい見えるか見てみましょう。

どれか一つでも0・6以下になっていたら老眼と思ってください。視力の数字が小さければ小さいほど老眼が進んでいるということです。1カ月に1回はチェックして、どのぐらい変化しているのかチェックすれば、自分の老眼の進行度合いが確認できます。

さらにもう一つの方法で老眼の度合いをチェックしてみましょう。

○老眼チェックその2

先ほどと同じように普段メガネ（老眼鏡以外）をかけている方はメガネをかけて試してください。裸眼の人はそのままでいいです。この本の文字をどこでもいいから見てください。まずは右目・次に左目・最後に両目でチェックします。

本のページを開いたまま、できる限り手を伸ばして最大に遠くに見てください。はっきりと見えると思います。

そしてこの本をゆっくりと近づけてみましょう。そうするとどこかでぼやけてきます。わかりにくい場合は何回か繰り返してください。

さて目から何センチのところでぼやけてきたでしょうか？

この距離が40センチ以上となったら老眼です。医学用語では「近点距離」といいます。

これも毎日同じではありません。特に40〜70センチの間ですと、日によって違いが大きいです。今日は調子がよいけれども明日は調子がわるいというように変わるのです。

日々の違いを知れば「今日は調子がよい・わるい」ということがわかります。老眼鏡を合わせる時もあまりにも調子がわるい日や、あまりにも調子がよすぎる日は避けたほうがいいです。

靴を買う時に似ています。朝早くに靴を買うと足の調子がよいのでいつもより小さいサイズの靴を買ってしまいがちです。すると午後になると足が痛くなってきます。

反対に、いつもより立っている時間が長く足がパンパンになっている時に靴をつくると、普段は靴がぶかぶかになってしまいます。
最後に5個のチェックポイントを見て老眼の症状が始まっているか調べてみましょう。

□本や新聞を読むと疲れる
□手元が見にくい
□夕方になると見にくい
□モノを見るとイライラすることがある
□モノをよく見ると肩こりまたは頭痛がする

一つでも当てはまる場合は要注意です。

これであなたの老眼がどの程度かがわかりました。でも老眼だと思っていたらほかの病気だった、となると困ります。わるい病気を見逃して失明してしまったら大変です。そこで念のため次のチェックをしておきましょう。

遠見視力・アムスラーチェック

次のページの格子を見てください。真ん中を見ていると周りの線がゆがんで見えたり線が欠けて見えたり薄く見えるところはないでしょうか？　そういう場合も何かしら病気が隠れていることがあるので、一度、眼科医にチェックしてもらいましょう。

図2　アムスラーチャート

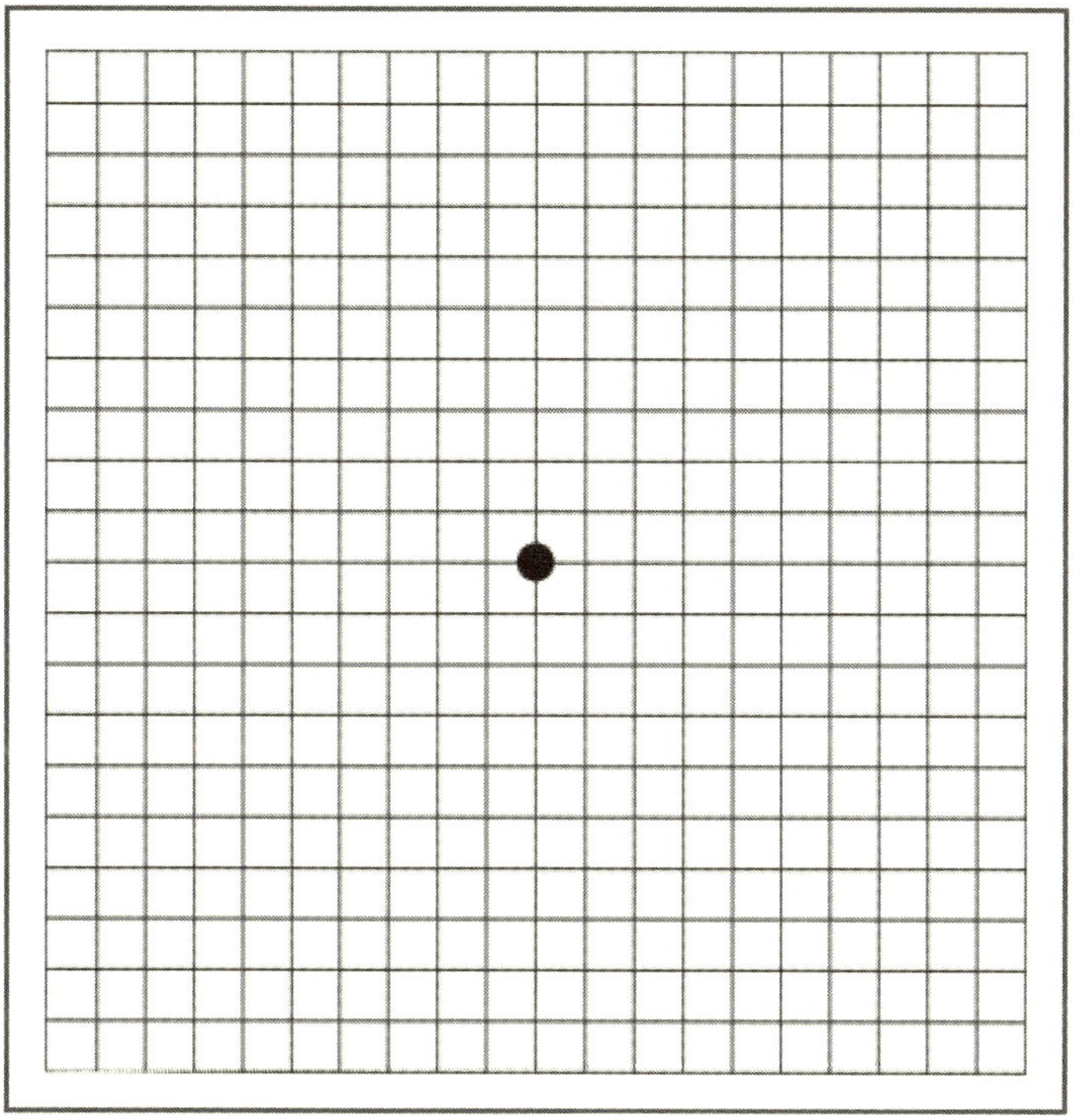

簡易的ではありますが、老眼以外に目の病気が隠れていないかがこれでわかります。

これらをチェックすることであなたが老眼である可能性が高いかどうか、また老眼の度合いを知ることができました。老眼でもここで落ち込むのは早いです。もう一度言いますが、老眼をよくすることはできます。

でも老眼を間違って理解していることも多いです。よくあるのは「近視だと老眼にならない」「若い人は老眼にならない」「老眼は目だけの問題である」という間違いです。

ではどこが間違っているのでしょうか。次の章で老眼に対する間違い、そして「老眼とは何か？」を説明しましょう。

まとめ
老眼の症状としては「手元が見にくくなる」だけではない
老眼の症状として「肩こり・頭痛・疲れ・体調不良・気力・見た目、認知症や生産性低下」がある
老眼のチェックをして現在の状況、老眼以外にないのかを見る

第2章

老眼とは何か

近視の人は老眼にならないはウソ

近視は老眼にならないとよくいいますが、これはウソです。
老眼ってそもそも何でしょうか。

年を取ってモノが見えなくなることをいうのでしょうか？
50歳超えたら老眼というのでしょうか？
手元が見えないことをいうのでしょうか？

これはどれも間違っている老眼の認識（ウソ）です。私はたくさんの老眼に関する取材を受けてきました。そこでわかったことは「多くの人が老眼を勘違いしている」ということです。

世の中の情報、特にテレビやラジオは短い時間でわかりやすく伝えなければなりません。とても難しいことです。

私自身も老眼を説明するのに非常に苦労してきました。最初はどう説明してもわかってもらえませんでした。図を描いて説明し、実感してもらい、説明を繰り返していって、やっと老眼についてお伝えできるようになってきました。

専門家が一生懸命説明しているのですが、うまく伝わらず結果として間違った説明をしてしまっているメディアもあります。悪気はないのにうまく伝わりにくい、そのぐらい老眼というのはわかりにくく、伝えにくいものなのです。

なぜ老眼の説明はわかりにくく、正しくないものが多いのでしょうか？

専門家は老眼について予備知識がありすぎるため「これはわかっているだろう」と思って専門用語を多用してしまうことがあります。はたまたきっちり説明しなくてはいけないという思いが強く、話が詳しくなりすぎて逆にわかりにくい説明になってしまうのです。

一方でメディアとしても読者、視聴者が楽しめるようにしなければいけないと思っています。みんなが池上彰氏のように難解な知識をわかりやすく面白く伝えることができればいいのですが、うまくいかないのです。言い回し一つひとつに気をつけないと「内容はわからないけれど、正しいもの」か「わかりやすいけれど、間違ったもの」になってしまうのです。

年をとってモノが見えなくなるのは老眼だけではなく白内障・緑内障など多くの病気があります。それなのに安易に老眼と勘違いして失明してしまう人も多くいます。

50代の男性がいました。最近見にくくなってきたのでメガネ屋さんに行くと、「視力が出ないから眼科に」と言われてきたのです。

診察すると右目はほぼ失明状態、左目でやっと見ているという状態でした。緑内障という病気で、このままほっておいたら完全失明という危険な状況です。しかし「てっきり老眼かと思っていた」ということでほっておいてしまったのです。

50歳を超えたら老眼？

老眼を感じ始める時期は40代前半が一番多いです。そして50歳を超えたあたりにはみんな老眼になるだろうと思われています。けれども50歳を超えてもさほど老眼になっていない人もいます。一方で20代でも老眼になっている人がいます。

医療事務の20代の女性は手元を見る時にスマホを離して見ていました。「老眼みたい」と周りに言われながら本人は笑っていました。でも診察をしてみると20代にして本当に老眼になってしまっていたのです。

「手元が見える老眼」もあります。これがややこしいところです。普通「老眼＝手元が見えない」と勘違いしがちです。しかし近視の人が老眼になると手元が見えるけれども老眼なのです。

近視の人が「私は遠くはメガネをかけて見て、そのままでは近くが見えないのでメガネを外して手元を見ます」と言っていたら、これは「近視の症状だろう」と思われがちですが、そうではないのです。近視に老眼が重なってきたからこそ起きているのです。このため近視で老眼の人は「手元がメガネなしで見えるから私は老眼ではない」と勘違いします。かなり多くの人がこう勘違いしています。

老眼の逆を若眼というのであれば（そういう言葉はないですが）、若眼＝「メガネをかけ替えたり、遠近両用メガネを使わなくても見える目」

老眼＝「メガネをかけ替えたり、遠近両用メガネを使わないと見えない目」

です。

まだわかったようなわからないような感じですよね。おそらく症状で老眼を説明しようとするからわかりにくくなるのでしょう。同じ老眼がある人でもその人によって見にくいモノも距離も時間帯も千差万別です。それを症状だけでまとめようとすれば当然読んだ人によっては「自分とは違う」となるのです。どうすれば老眼を簡単に理解することができるでしょうか。そこで、もう一つのポイントをみていきましょう。

老眼は「ピント調節能力が落ちること」ともいいます。

老眼のポイントはレンズ・筋肉・脳

人間の目には自動的に遠くを見たり近くを見たりする能力があります。富士山の景色を眺めたすぐ後に手元の花を見ることができます。いつも自然にしていることなので「当たり前だ」と思うかもしれません。

けれどもカメラを思い出してください。富士山の写真を撮って次に手元の花の写真を撮ろうとするとピントを合わせるのに時間がかかります。まして遠くだと「望遠モード」にしたり手元だと「接写モード」に切り替えたりしなければいけません。

本来ピントを合わせるというのはそのぐらい大変な作業なのです。何百キロも先の富士山にピントを合わせて数十センチの本にピントを合わせるというのは、私たちの想像以上に大変な能力なのです。それを私たちの目は一瞬でやってのけていることをまずは知りましょう。

このピントを合わせる能力が落ちるのが老眼です。

ではどのように人間はピントの調節をしているのでしょうか？

カメラですとレンズの位置を動かすことによってピントをずらします。一眼レフカメラでは、レンズのところにあるフォーカスリングをくるくる回してピントをずらしますよね。一方、人間の場合はレンズの厚みを変えることでピントを合わせています。機械ではなくて生体だからこそできるのです。目のレンズは柔らかく毛様体筋という筋肉によって厚みを変えることができます。遠くを見る時は毛様体筋を緩めてレンズを薄くさせます。レンズは

図３　筋肉と水晶体

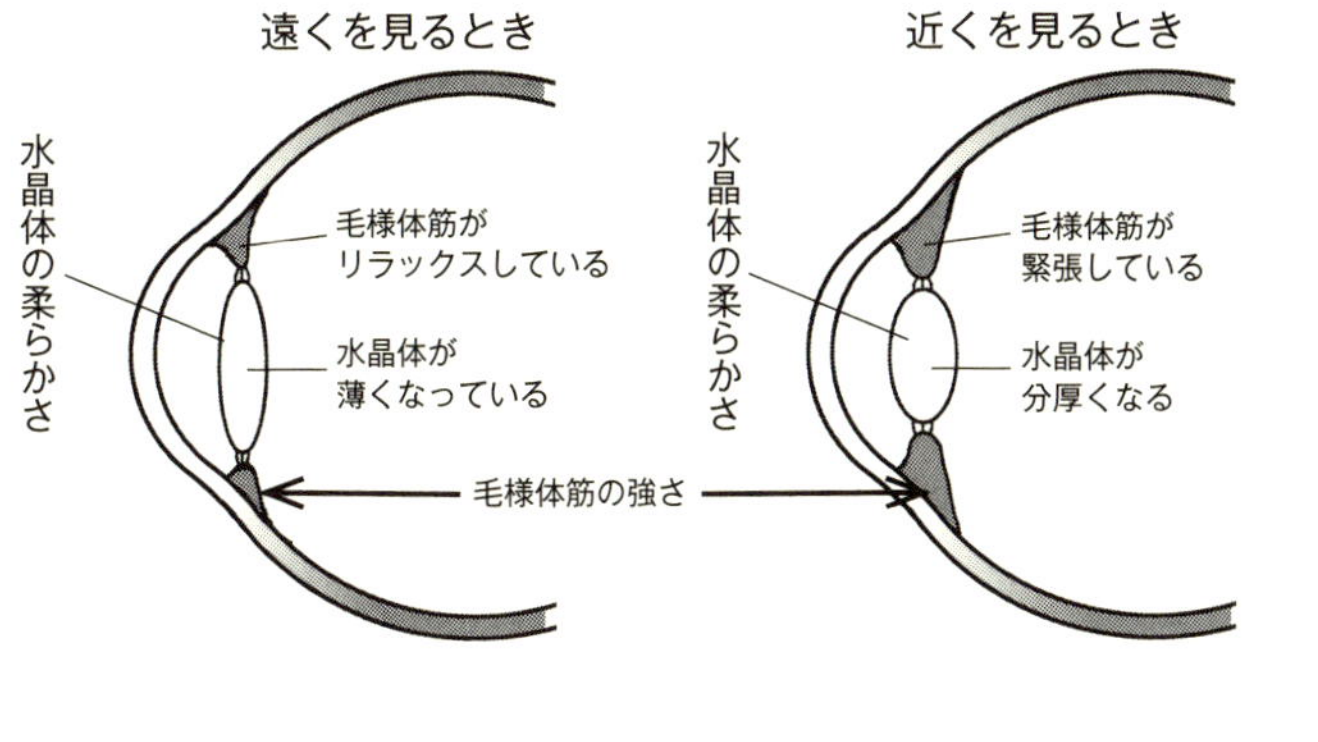

目の中で毛様体筋の強さ、水晶体の柔らかさによって老眼が決まる

力をぬいて自然な状態では薄いのです。一方近くを見る時は毛様体筋が緊張してレンズの厚みを厚くしてモノを見ています。このようにレンズを厚くすれば近くにピントが合い、薄いレンズにすれば遠くにピントが合うのです。

筋肉によって押されてレンズが厚みを変えるので筋肉の力が強ければレンズは厚みを変えやすいです。ですから「筋肉（毛様体筋）の力」がどれだけしっかりしているかが老眼を決めます。

またレンズが硬くなってしまっているとどんなに強い力で押してもレンズは変形しにくいです。ですから「レンズの柔らかさ」も老眼を決めます。この二つをよくしようというのが老眼の対処法になるのです。

そして老眼の最後の原因が脳です。人間は目でモノを見ているようでいて実際は目に入ってきた画像を脳で処理してモノを見ています。

目と脳は直接つながっているのです。そのため目がきれいで何の問題がなくても脳出血で失明してしまう人がいます。脳は年齢とともにその機能が衰えてきます。

しかし脳での処理機能はある程度訓練などで改善できることがわかっています。脳がうまく使えなければ目がよくても老眼になってしまいます。逆にうまく使えれば多少は目がわるくても脳が補ってくれるのです。

例えていうのなら、ちょっとピントがボケた写真をコンピューターの画像処理で鮮明にできるようなものです。

目としては「筋肉の強さ」と「レンズの柔らかさ」、そしてそれを「脳がどれだけ判別できるか」という三つの要素でピント調整能力が決まります。

年齢は原因の一つでしかない

では老眼は何歳ぐらいでなるのでしょうか？

大体40歳前後で感じる人が多いです。基本的に年齢でなりますが白髪と同じで、若くして白髪が出る人もいれば年を取ってもなかなか白髪が出ない人もいます。普段の生活・体質・目の使い方・栄養の取り方・年齢・もともとの近視や遠視・いろいろな状況から決まってくることで、あくまで年齢は原因の一つでしかないのです。

ちなみに乱視は老眼とあまり関係ないです。乱視の人は近くも遠くも高齢でも若くても関係なくぼやっと見えたりゆがんで見えたりします。

ですから、「乱視があるんだけれども老眼の時どうすればいいのかしら？」という質問を受けますが、乱視があってもなくても老眼の対処法は大きく変わりません。

わかってほしいのは、あなたが何歳であれ「年のせいだから仕方がない」

と思わないでほしいのです。年齢とは関係なく目をよくしたり対処することができます。

老眼というと年寄りだ、と言われたようで嫌だなと思うでしょう。私も説明する時に「老眼です」と言うとちょっと申し訳なく思います。ですからほかの言葉にしてくれればいいのにと個人的には思います。せいぜい「調節障害」とか「眼前不自由」といえば抵抗感も減ります。「老眼鏡」は英語では「reading glass」つまり「読むためのメガネ」なので、年齢とか老化というのは関係ありません。言語差別にシビアな欧米では老人差別にも気遣いを忘れません。

ただしここは日本です。実際にあるテレビ番組の収録でこの話をしました。けれどもちょうど老眼の年齢である司会の方は残念そうに「でもここは日本ですからねえ」とお話ししていました。

確かに、日本では「老眼」という言い方が一般化しているのでこの本では老眼という言い方にします。

老眼になった＝すごく年をとったというイメージがあります。だからこそ「メガネをかけたくない」「老眼と思われたくない」という人がいることもわかります。ですからそんなあなたでも対応できるようにこの本があります。

「遠視」「近視」で老眼は違う

なぜわかりにくいのか？

実は「遠視」の人の老眼と「近視」の人の老眼では全く違うのに、一緒くたにするからわけがわからなくなります。

一生使う目の話です。自分の目がどれに当てはまるのか見てください。

○「遠視老眼」

では「遠視（正視）」の人が老眼になったらどうなるでしょうか？

まず遠視の人は子どものころから大人になるまで「目がいい」「目がよく見える」と言われていた人です。学校の検診でも堂々と視力1・0を出していたことでしょう。本を読んでも教科書を読んでもしっかり見えていました。遠くも近くもばっちり見えていたはずです。

老眼になると遠くは見えるけれども近くが見にくくなります。するとどうなるでしょうか？　本を離してみたり、老眼鏡をかけないと見えません。

これは何となく一般的な老眼のイメージだと思います。

○「近視老眼」

次に「近視」の人が老眼になるとどうでしょうか？

近視の人は子どもの頃から「目が悪い」と言われていました。遠くが見にくくメガネをかけないと見えません。メガネをかけると遠くが見えます。子どもの頃はメガネをかければ遠くも手元の本もしっかり見えます。

つまりメガネをかければ遠くも近くも見えます。メガネを外すと手元しか見えません。

図４　老眼の症状

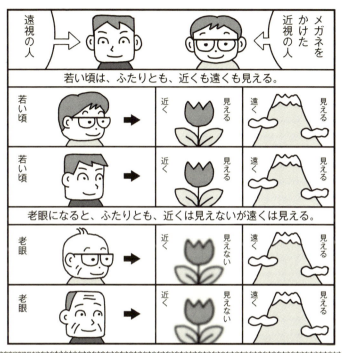

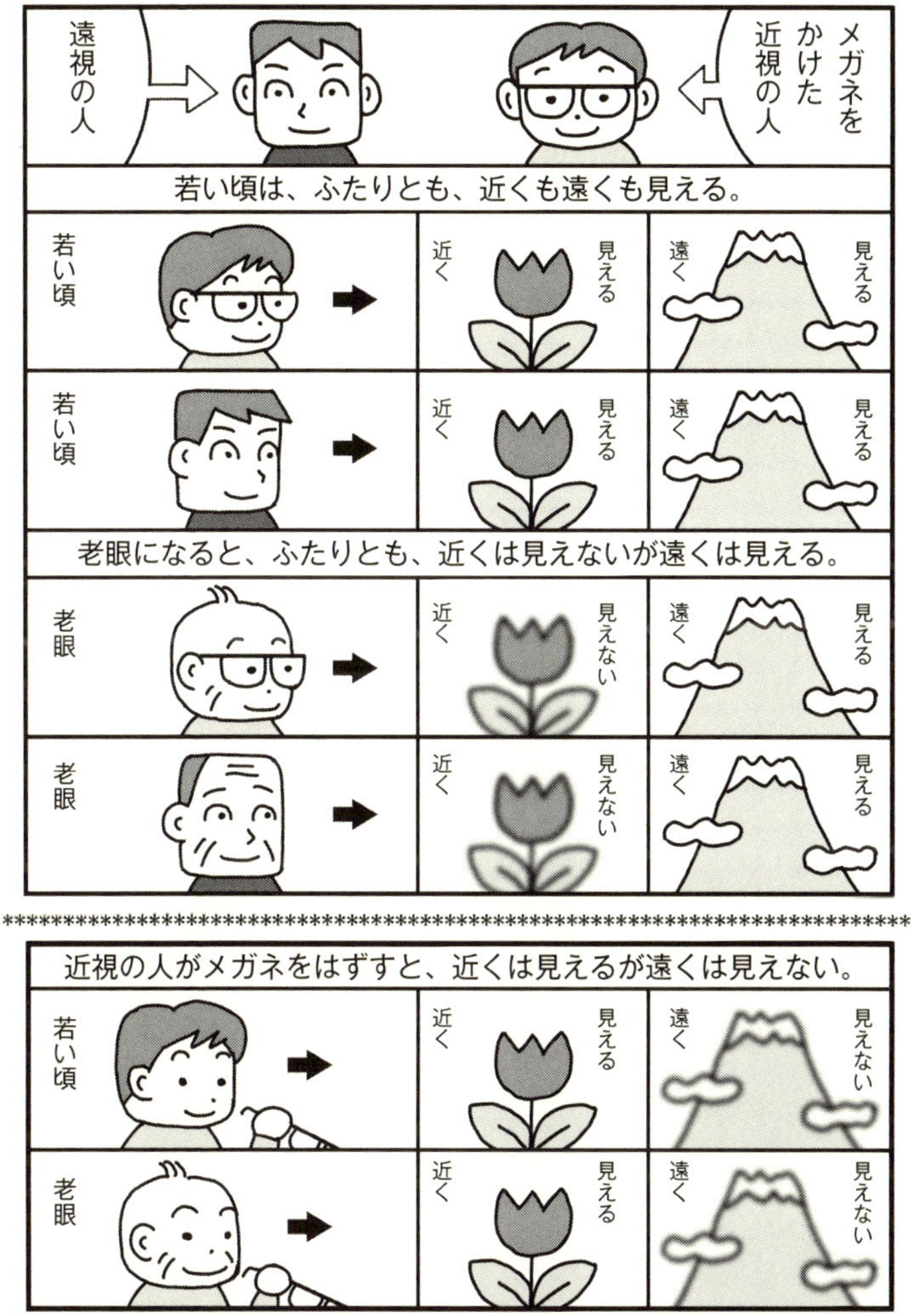

※同じ症状なので近視の人は老眼を自覚しにくい（メガネをかけると老眼だと気づく）。

近視の人が老眼になると遠くはメガネをかけて見る。一方で手元はメガネを外せば見える。あれ、一緒じゃないか、と思うかもしれません。ここまでは一緒です。しかしメガネをかけて遠くを見てそのまま手元を見ようとすると見えなくなります。ここだけが違うのです。

まとめると、老眼になるとメガネなし裸眼の場合、
遠視の人は近くは「見えない」、遠くは「見える」
近視の人は近くは「見える」、遠くは「見えない」
となり、近視の人が遠く用のメガネをかけると、
近くは「見えない」、遠くは「見える」
となります。

つまりメガネをかけ外ししないとすべての場所が見えない面倒な状態＝「老眼」というわけです。もちろん遠近両用があるのでかけ外しなしでも見えますが、やっぱり普通のメガネよりは見にくいわけです。

若者に増えてきた「スマホ老眼」

○「スマホ老眼」

普通白髪はおじいさん・おばあさんになってから出てきます。けれども若くして白髪が出てくると、「若白髪」と言われ「苦労しているね」とよく言われます。私も早くから白髪が出てきているので、けっこう苦労しているのかもしれません。

「若白髪」と同じものが「スマホ老眼」といわれているものです。

スマホ老眼は「若い人に起こる老眼」のことです。

スマホ老眼とはスマホ（スマートフォン）やタブレットなど手元で見ることで老眼の症状になることです。つまり年齢とは関係なく、手元をずっと見ることで、ピントの調節能力を担う筋肉（毛様体筋）がおかしくなるのです。

だからこそ、スマホ老眼は年齢を重ねなくても起きます。10〜30代でも手元が見えなくなってしまうのです。なぜこんなことになってしまうのでしょうか？

スマホは手元で見ることが多いです。具体的には20〜30センチぐらいで見ることが多いでしょう。実際スマートフォンは新聞や本を読む時よりも8セ

ンチほど近づけてしまうというデータがあります。(2)

原因の一つとして長時間手元を見続けることで目線を動かさないのでピント調節をする毛様体筋が常に緊張しっぱなしとなり、凝り固まってしまうのです。

腰を曲げて変な体勢を続けているとそのまま腰が痛くなってしまうのと似ています。ですから対処法としては近くだけを見続けず、たまには遠くも見ることが大切になります。

もう一つは手元で光を放っているものを見ているというのが問題です。スマホがない時代も、本や新聞など紙に文字が書かれてあるものは30センチの距離でずっと見てきました。けれども本や新聞は太陽や蛍光灯などの光が、紙面に反射することで文字が見えています。つまりそのものが光っているわけではないのです。

光を見ると人間は興奮します。朝、明るくなると目が覚めてくるのと同じです。一方で人間は手元を見るという作業中は気持ちが沈静します。昔から人間はライオンなどの敵がいない時、手元の作業をしてきたからです。

ここで矛盾が生じます。光っているモノを見ているから興奮する。けれども手元だから沈静する。興奮を司る交感神経と沈静を司る副交感神経という逆の自律神経を同時に刺激するので体は混乱してしまいます。

遠くを見ようと毛様体筋をリラックスさせていいのか近くを見ようと毛様体筋を緊張させていいのかわからなくなり、しまいには毛様体筋が動かなくなってしまうのです。

だからこそピント調節力が低下して、若くても老眼症状となるのです。眼鏡光学出版の調査によると2012年は0・5%だった若者の老眼は2013年には6・7%と1年で10倍以上に増えてきています。時代の変化とともに老眼は「スマホ老眼」として若者の病気になりつつあるのです。

○「夕方老眼」

夕方になると、はたまた夜になると老眼になる「夕方老眼」というのがあります。

夕方老眼は「夕方から夜にだけ起こる老眼」のことです。

目のピントを合わせる毛様体筋はその名の通り筋肉です。この筋肉に柔軟性と、持久力があれば問題ありません。一方この筋肉が完全に衰えてしまえば朝も昼も夜も関係なく老眼になります。
少しだけ毛様体筋の機能が落ちてきている人は、朝はよく見えているけれども日中に目を酷使して疲れた夕方から老眼になってくる、ということが起きます。

「スマホ老眼」＝スマートフォンやタブレットを使いすぎてなる老眼
「夕方老眼」＝筋肉が弱くなり夕方に疲れて老眼になっている状態

スマホ老眼・夕方老眼は新しい概念でいまだに医学的に確定しているものではないですが、とても分かりやすくこれから注目される老眼です。

ではあなたはなぜ老眼になってしまったのでしょうか。年齢も関係あるかもしれません。スマホも関係あるかもしれません。生活も関係あるかもしれません。つまり日常生活のすべての要素によって老眼が決まってきているのです。

もしこれが年齢によってだけ決まるのなら何をしても無駄です。時間が過ぎないように祈るしかないでしょう。しかし、生活、目の使い方、食べるもの、すべてに関連して老眼が進むからこそ「あなたの老眼はよくなる」といえるのです。

実際に手元を見る作業が多い仕事の方がいました。その方は手元でパソコンを見たり書類を見ることが多く、スマホもよく使っていました。

41歳ぐらいで手元を見るのがつらくなり、仕事も手につかなくなってきていました。しかし、最初は「何か目の病気かな」と老眼とは思わずに眼科にきたのです。

検査を進めてみるとわるい病気ではなく単純に「老眼」によって見にくくなっているだけでした。ですから対処法は老眼をよくすることとなりました。幸い早めの対処により、今は問題なく生活しています。

老眼の対処法というのはいろいろあります。怪しいのもあります。ちゃんとしたのもあります。

怪しいものとして目のマッサージといって目の球自体を押してしまうものがありました。残念ながらこのようなことをしてしまうと、白内障や網膜剥離を引きおこす原因となり、とても危険です。はたまた機械をつかえばよくなる、といって高額な機械を売りつけて、いつの間にか販売した会社自体が消えてしまったところもありました。

ある病気の研究で患者が自身の病気知識を正しく身につけることが治療の効果を2倍以上に引き上げるという報告があります。[3] 実際に多くの人が自分の病気のことを知っただけで次々とよくしていったのです。

だからこそあなたには正しく老眼をよくする方法を知ってほしいのです。

まとめ

老眼とは「目のピントが合わせにくくなる状態」のこと

近視でも若くても老眼になる

夕方は老眼がわるくなりやすい

第3章

事例から学ぶ老眼対策

老眼の対策としては、メガネをかけるのが一般的ですが、それだけではありません。

トレーニングで老眼を改善しようという方法もあります。食事での改善もあります。はたまたコンタクトレンズもありますし、手術もあります。これだけあると、その人によってよりよいものがあるのに、間違ったものを選択しがちです。

例えば、本当は手術をしなくていい人が「友達が手術してよかった」という理由で手術して後悔することがあります。メガネを使って生活しているという人が、本当はコンタクトの方が快適に生活できる人がいます。その人の年齢や生活パターン、性格、趣味、さらには経済的な事情によって、老眼の対処法は変わってくるのです。

そこで、例を見ながらあなたに合った老眼対処法をみていきましょう。

ケース① 45歳女性Aさん

（キーワード：トレーニング、コンタクト、身体の症状）

45歳女性のAさんは事務職としてデスクワークをしています。昼休みはゆっくりとスマホで息子の写真を見たり、LINEで友達と連絡を取りますが、これが唯一の休息時間です。家に帰れば炊事・家事と目まぐるしく動いては寝るだけです。肩こりがもともとありましたが、最近は疲れがひどくなり、頭痛も毎日のようにあります。

市販の頭痛薬を飲むと楽になりますが、薬が切れてくるとまたちりちりと痛みます。イライラすることも増えましたが更年期障害ではないようです。

仕事をしているとちょっとパソコンのモニターも見にくくなってきました。老眼かな、と思いメガネ屋に行こうかと思ったこともありましたが、老眼鏡をかけると年に見られるし「老眼鏡をかけると、老眼が進むからよくない」と思い込み、かけずに仕事をしています。疲れや集中力の低下で仕事のミスも増えてきました。

【対処法】

老眼鏡はかけたくないので、まずは日常生活の改善と老眼用の目のトレーニングを始めました。「ちょっと見やすくなったな」と思いましたが忙しい毎日です。1カ月もするとなかなか継続するのは難しくなってしまいます。

でも見えると体も楽になることがわかったので、メガネ屋さんに行ってみました。遠近両用のメガネを試します。老眼用メガネというと、かけ外しが必要だったり外見でわかるものかと思っていましたが、メガネをみると他人からは普通のメガネか老眼鏡かはわかりません。

便利なのでかけ始めましたが「メガネかけたの？」と周りの人に言われてしまいます。別に悪気はないのでしょうが、もともと女性として若さに自信があっただけに何となく嫌な感じがします。コンタクトレンズはこれまでしたことがなかったのですが、メガネでよかったのだからコンタクトレンズでもいいだろうと、眼科にかかってコンタクトレンズを使ってみました。

最初はモノを目に入れることに抵抗がありましたが、今では裸眼のように見えて、遠くも近くも見える生活に満足です。そして何よりイライラしなくなりました。子どもが部屋を散らかしたら以前ならすぐに怒鳴っていました。けれども今では「仕方がないわね」と言いながら片づけができます。もちろん叱るところは叱りますが、自分の感情に任せて怒ることがなくなりました。

「お母さん、痛いの治ってよかった。大好き」と言って抱きついてきました。聞いてみると旦那が「お母さんは頭が痛くてイライラしちゃうことがある」と説明してくれていたみたいです。そういえば毎日飲んでいた頭痛薬もほとんど飲むこともなくなりました。

↓解説

老眼でも対処がわるいと肩こり・頭痛など体調不良につながります。老眼の一般的な対処法は老眼鏡ですが、かけたくないという人も多いです。その場合、後で紹介するトレーニングがあります。どのトレーニングにもいえることですが続けないと効果がありません。続かない場合はメガネやコンタクトを考えますが、老眼用のコンタクトはその存在すら知らない人も多いです。詳しくは第5章でお伝えします。

ケース② 55歳男性Bさん

（キーワード：老眼鏡、手術、目の病気）

中小企業を経営しているBさん。仕事は忙しいですが、今は大きな問題もなく落ち着いているので趣味のゴルフと読書をよくしています。ゴルフは80台ぐらいで回れますがシングルになるのが目標です。しかし最近、打ったボールを見失うことが多くなりました。それにともないスコアもわるくなっていきました。趣味の読書はビジネス書や小説を読むのが好きで特に歴史小説が好きです。ときどき老眼鏡をかけてみるのですが、どうしてもかけるのを忘れてしまったり、なくしてしまうことも多いです。

【対処法】

老眼鏡以外には対処法がないのかな、と思っているとテレビで老眼の手術があると知り、眼科にかかることにしました。すると老眼の治療法は他にもいろいろあるというのです。安いものから高いものまでピンキリです。高いものの方がいいかなと思いました。けれどもいろいろあって迷ってしまう。さらには医者から白内障もあると言われました。白内障は70歳とか80歳でなるものと思っていたのでびっくりです。「本当かな?」と思い、ほかの眼科でもチェックしてもらいましたが、やはり白内障ということです。

老眼もあって白内障をどうしようかと思っていると白内障と老眼を同時に治せる方法があるというのです。費用は多少かさむようですが意を決して手術を受けてみました。それからはゴルフボールがよく見えるようになりました。スコアも以前と同じぐらいです。好きな本を読む時もすいすいと読めるようになりました。

↓解説

老眼になった時手術を考えてインターネットで調べると、多くの手術法が紹介されています。また老眼治療を行うクリニックでは、施設によって説明も大きく違うし勧める術式も違います。内容を知らずに医者の勧めるままに受けると「こんな手術受けるんじゃなかったな」と後悔して、人生自体やり直したいなと思うぐらいつらい思いをする方もいます。Bさんは手術の内容や目的を、納得したうえで治療を受けたのでよかったです。手術には一定のリスクが必ずあります。副作用が出て再手術になったり、不幸な結果になることもあるのです。

ケース③　77歳女性Cさん

（キーワード：認知症、老眼鏡）

Cさんは周りの人気者です。フラダンスを楽しんでいました。女子会として周りの方とも一緒に晩御飯を食べたり、旅行に行くこともありました。情報収集に余念がなく本や新聞はもちろん雑誌もよく読んでいて、新しくできたお店は必ずチェックしていました。

しかし、ここ数年はぼーっとして部屋に閉じこもりがちです。フラダンスも行かなくなり、外に出るのはスーパーに買い物に行く時ぐらいです。もの忘れも増えてしまいました。

【対処法】

同居する息子がもしかして認知症かもしれないなと、心療内科（認知症の外来）に連れて行きました。心療内科の医師から軽度認知障害（MCI）と言われ、認知症防止のトレーニングを始めました。本を読まなくなったのは目にも原因があるかもしれないと心療内科の医師にアドバイスされ、眼科にも行ってみました。

すると、目は特に大きな病気はないということです。よくよく聞いてみると手元が見にくいということがわかりました。「老眼鏡は持っているんですよ」と言うので老眼鏡を確認してみると、老眼鏡はだいぶ古いもので度が全く合っていなかったのです。

そこでおしゃれな老眼鏡を作ることにしました。数カ月後、認知症のトレーニングと新しい老眼鏡のおかげで、外出したり雑誌を読んだりして笑顔が戻りました。外にも出て「今日は新しいハワイアンカフェに行ってパンケーキを食べるの」と嬉しそうに話していました。

↓解説

見にくいのを放置しておくと認知症になりやすいことがわかっています[4]。目からの情報が極端に減ってしまうからです。認知症や軽度認知障害などの認知障害がある場合、もともと遠近両用メガネを使っていたのに使えなくなったという人がいます。

遠近両用メガネは使う人の認知機能が弱くなると使いにくくなるからです。遠近両用でも枠がついているタイプの方が使いやすく、さらには遠用メガネと近用メガネを分けた方が使いやすいということもあります。目に原因があることを知らないだけで認知症になってしまうのは、大変もったいないと思いませんか。

ケース④　55歳男性Dさん

（キーワード：老眼鏡、目の病気）

書籍編集者のDさんは仕事柄、文字を読む時間が長い。目は商売道具でもあり大切にしていました。「目は大切にしろ、仕事の資本だし人と顔を合わせる時も目が大切だ」それが上司の教えでもあったからです。

もともと近視だったため、近視用メガネをかけていましたが、10年ほど前から老眼を実感。眼鏡店で老眼用のメガネをつくり、仕事で長時間字を読む時は老眼鏡、その他は近視用メガネと使い分けていました。
ところが最近また見えにくくなったため、眼鏡店に行って度数を変えましたが、あまり改善しません。目を休めたり目薬をさしてみますが一向に改善しません。

【対処法】

本書（第1章）にあるようなチェックをしてみると確かに異常を感じました。それまでは老眼だけだと思っていましたが、ほかの病気があるかもしれないと思いました。
そこで眼科に行ってよく調べると、加齢黄斑変性という病気であることがわかりました。このままほっておくと失明する可能性もあるとのこと。ただし早めに見つけることができたので治療が可能でした。定期的に治療を受け、今では楽にモノが見えるようになり、仕事を失わずにすみ、第一線で活躍できています。

↓解説

年を取って見にくいのは老眼のせいではありません。知らずに放置しておくことで失明してしまう人もいます。老眼チェックとともに、ほかの病気がないかも見ていく必要があることを忘れないようにしましょう。

人によって対策は違う

このように老眼に対して何をすればいいかというのは、状況や人によって違います。

いまは「老眼鏡でいい」と思っていても、そのうち煩わしくなってきて結局手術を検討することもあります。トレーニングでよくなってきたけれども毎日続けるのが面倒でコンタクトにすることもあります。もうすでにあなたが老眼であるのなら一生付き合わなくてはいけません。

人生100年時代といわれ100歳まで生きることは珍しくなくなってきました。あなたが40歳なら60年、60歳なら40年は老眼と付き合うのです。上手な付き合い方を知っていれば不調にもならないし、よく見えて人生が楽しくなります。

ここまでの事例の対処法をまとめると、

1 老眼鏡（メガネ）で矯正
2 コンタクトレンズで矯正
3 トレーニング
4 手術で矯正

これらをうまく自分なりに組み合わせましょう。そこでどの組み合わせがあなたに合うか一つひとつ見ていきましょう。

特に老眼鏡をかけることに抵抗がない人
↓老眼鏡をお勧めします。
トレーニングも有効ですし、手術やコンタクトレンズがありますが、老眼鏡を使うことに全く抵抗ないのなら老眼鏡がいいです。
ただし、どういう老眼鏡を使うかを考えないと目が疲れたり不調をきたすので、ぜひこの本の続きを読んで、いい老眼鏡をつくって人生を楽しんでください。

老眼鏡をできるだけかけたくない人
↓コンタクトレンズには抵抗がない↓老眼用コンタクトレンズ
老眼鏡をかけたくなくてもコンタクトレンズをよく使っているのならば、老眼用のコンタクトレンズ、遠近両用コンタクトやモノビジョンのコンタクトレンズという方法が有効です。それぞれいい点とわるい点があるのでうまく使ってください。

コンタクトレンズをつけ外ししたくない
↓なるべく自然がいい↓トレーニング

老眼トレーニングには有効なものがあるのですが、実は有効なものの方があまり知られていません。そこで有効なトレーニング方法をご紹介しますのでぜひ実践してください。

費用がかかってもしっかりよくしたい
↓手術

手術というのは最終手段の気がしますが、年をとって白内障手術をする時に「ついでに」老眼を治すこともできます。80歳を超えれば99％は白内障になります。ですからいつかはあなたに関係することです。

まとめ
老眼の対処法は状況によって違う

図５　あなたにおすすめ模式図

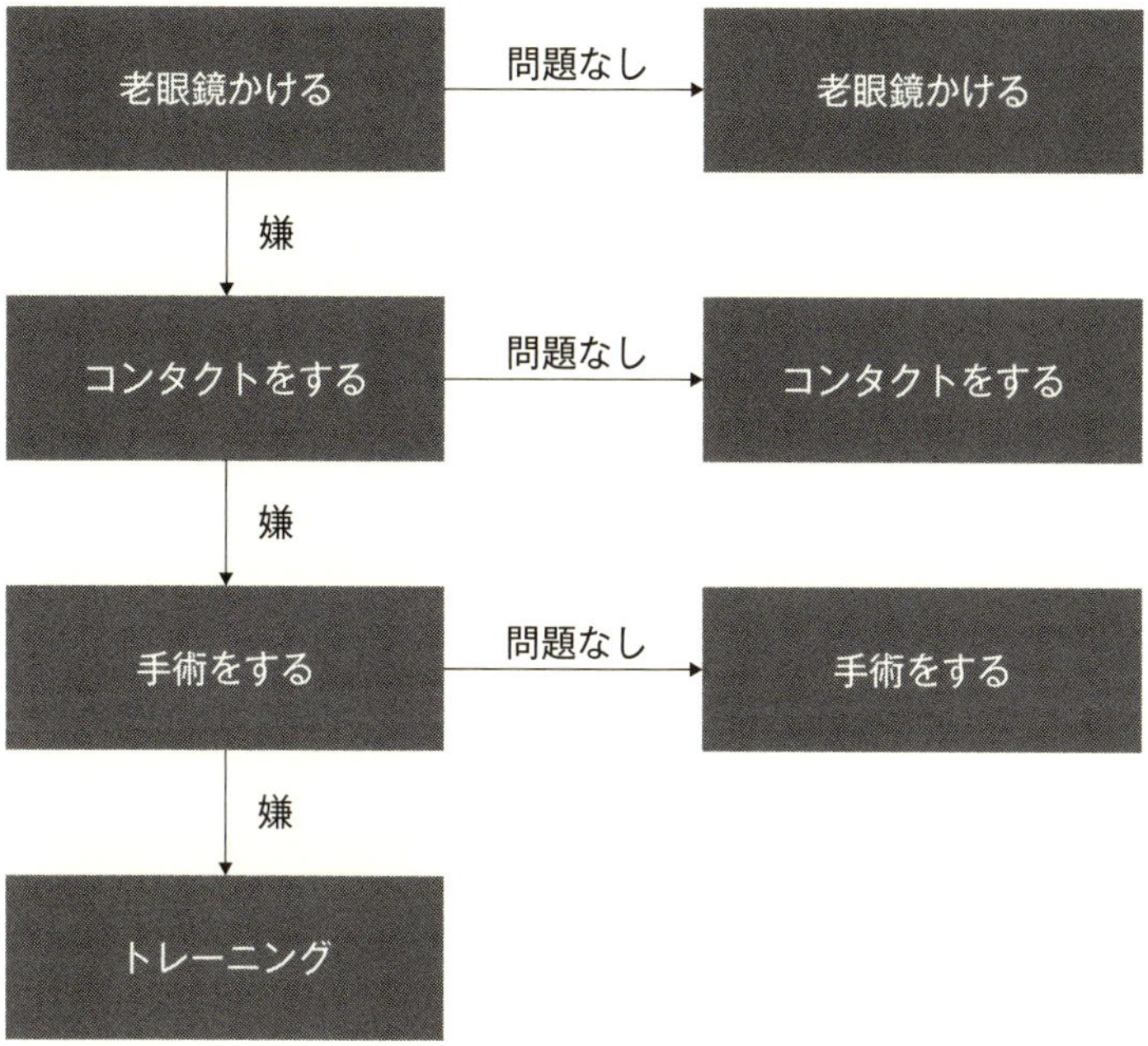

メガネやコンタクトをする場合でも日常生活改善も必要トレーニングも追加できる

第4章

目にいい生活とトレーニング

トレーニングや生活改善も大事

○老眼はトレーニングでよくなる？　よくならない？

老眼はトレーニングや生活指導をしても無駄だ、と言う医師がいます。
老眼はトレーニングや生活指導で予防・改善できる、と言う医師もいます。

どっちが正しいのでしょうか？

無駄だと言う医師は、
「老眼を我慢するより、メガネや手術の方が患者さんにとってよい」

と考えます。

予防・改善できると言う医師は、

「メガネや手術が嫌で我慢するくらいなら、可能性があるならトレーニングすべき」

と考えます。

本当にトレーニングが効果的なの？　という問いに対して、

無駄だと言う医師は、

「確実な証拠がない。そんなものを勧めるのはよくない」

と考えます。

予防・改善できると言う医師は、

「確実な証拠がなくても、状況証拠があるから勧めてもよいだろう」

と考えます。

さらに極端になると、

無駄だと言う医師は、

「メガネ・手術を勧めずに、予防改善法をしてもむしろ害になる」

と考え、

予防・改善できると言う医師は、

「メガネや手術はむしろ悪化する、予防改善法をするべきだ」

と考えることもあります。

ちなみに私も昔は「トレーニングなんて無駄」と思っていました。

「メガネや手術があるんだからそれでいいのではないか」「トレーニングな

んて金儲けを考えている怪しい人が勧めているのだろう」と思っていました。医学教育では「白内障や網膜剥離など重大な病気の治療に注力すべきであり、老眼はそこまで問題ではない」という考え方が多いです。その上、「トレーニングなんて紹介すると治療の機会を逃してしまう」とも思っていました。

また、トレーニング云々の話となると、ただでも混んでいる外来の診察が大変なことになります。

けれども多くの患者さんと接し、講演などの場で話を聞くと、患者さんの思いがすごくわかるようになりました。老眼は失明する病気ではなくても、見にくくてイライラすることや肩こり・頭痛になることは患者さんにとっては重大です。

老眼は侮れないのです。そしてちゃんとわかっている人は、トレーニングや生活指導を聞いたからといって、メガネや手術をないがしろにするような人ではありません。

私は今では「基本はメガネでコンタクトレンズや手術もある。トレーニングも有効な方法」と考えています。

ではどのトレーニングや生活が有効であるかというのをお伝えしていこうと思います。多くの書籍を見て思いましたが「だからうちの病院（トレーニングセンター）に来てください」という内容の場合は話半分に聞いたほうがいいです。

この本は読者が私の外来にくる必要がないようにつくっていますし、「できれば地元で診察を受けながら自分でできることをする」というのが私の目の病気シリーズのコンセプトです。そのため家族からは「何でそんなことをするの」と言われますが、少しでも多くの人によくなってほしいという信念からこの本を書いています。

食事で気を付けること

まず老眼になりやすい食事となりにくい食事があります。目というのは子どものころから同じと思っているかもしれませんが、日々細胞が入れ替わっています。だからこそ、わるいものを食べればそれだけわるくなります。

例えば甘いものやジャンクフードばかり食べていては体がわるくなり老眼が進むというのはわかりやすいです。

では、具体的に老眼によい食材というのはあるのでしょうか？

ブルーベリーは目の疲労にはよい[5]といえますが老眼にはまだまだよいといえるか微妙です。

その他ほうれん草に含まれるルテインは白内障・黄斑変性という病気の予防[6]となるとともに老眼にも効果的である可能性があります。

でも何といってもよいのは魚です。魚の中でも青魚がよいです。白身魚ではあまり意味がないです。なぜならば青魚の中のDHAという成分がよいことがわかっているからです。

ブラジルでの研究では魚に含まれるDHAが血液中に多かった人は老眼の危険性が63％減った[7]ということがわかっています。ではどのぐらい魚を食べればよいのでしょうか？

図6　DHA含有量（100gあたり）

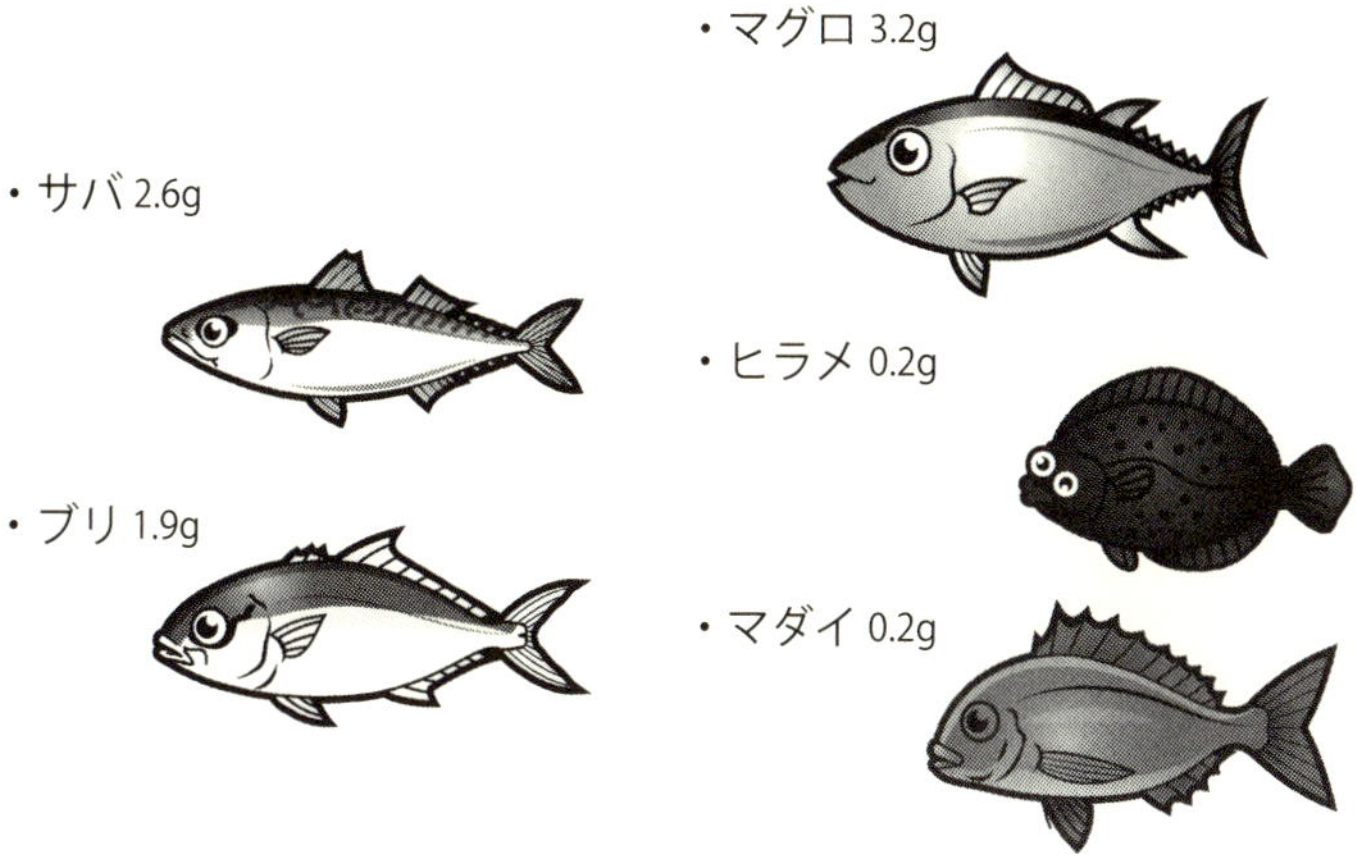

厚生労働省によると、1日でDHA換算1グラム程度取ればよいことがわかっています。

DHAはマグロだと100グラムあたり3・2グラム、サバで2・6グラム、ブリで1・9グラム含まれています。

もちろん食事だけではなくトレーニングも大切です。

いろいろなトレーニング

老眼のトレーニングというのはあります。私も専門家として一通り本を持っており、自宅には130冊くらいの「目をよくする本」「トレーニング本」「目に関しての一般書籍」があります。少しでも役に立つものがあれば、という思いと、ほかの人はどうやって伝えているのだろうという研究のために販売されているほぼすべての書籍を読んでいます。もちろん専門書も120冊ほどありますし、国内外の論文も読んでいます。

新しいトレーニングがよく雑誌や本、テレビなど紹介されますが、それらを総合していいますと、基本的な考え方はすべて同じです。

1　脳と目をうまく使う方法

実はちゃんと論文にされていてそれなりの成果を出しているのはこの方法です。でも最新すぎて雑誌・テレビ向きではないのでなかなか紹介されません。あとで詳しくご紹介します。

2　毛様体筋をよくする方法

これが一般的でよくテレビ・雑誌でも紹介される方法です。確実なエビデンス（証拠）はないものの、老眼は毛様体筋の衰え・目のレンズの劣化によって起こるので理論的には正しいであろう方法です。

3　自律神経を整える方法

自律神経が乱れると老眼になりやすいので、自律神経を整える方法です。

4　その他の方法

目の表面をよくしたりその他の機能を改善させて間接的に老眼をよくしようという方法です。また東洋医学的な方法もあります。

5　老眼以外の目の病気の対処法なのに、老眼用トレーニングと勘違いされている方法

老眼にも多少効果があると考えられますが、一般的にはその他への効果を主とした方法です。

もし新しい方法が出てきたとしてもすべてこの中のどれかになります。まずは最も効果が検証されている方法をご紹介しましょう。

図７　目の脳トレ

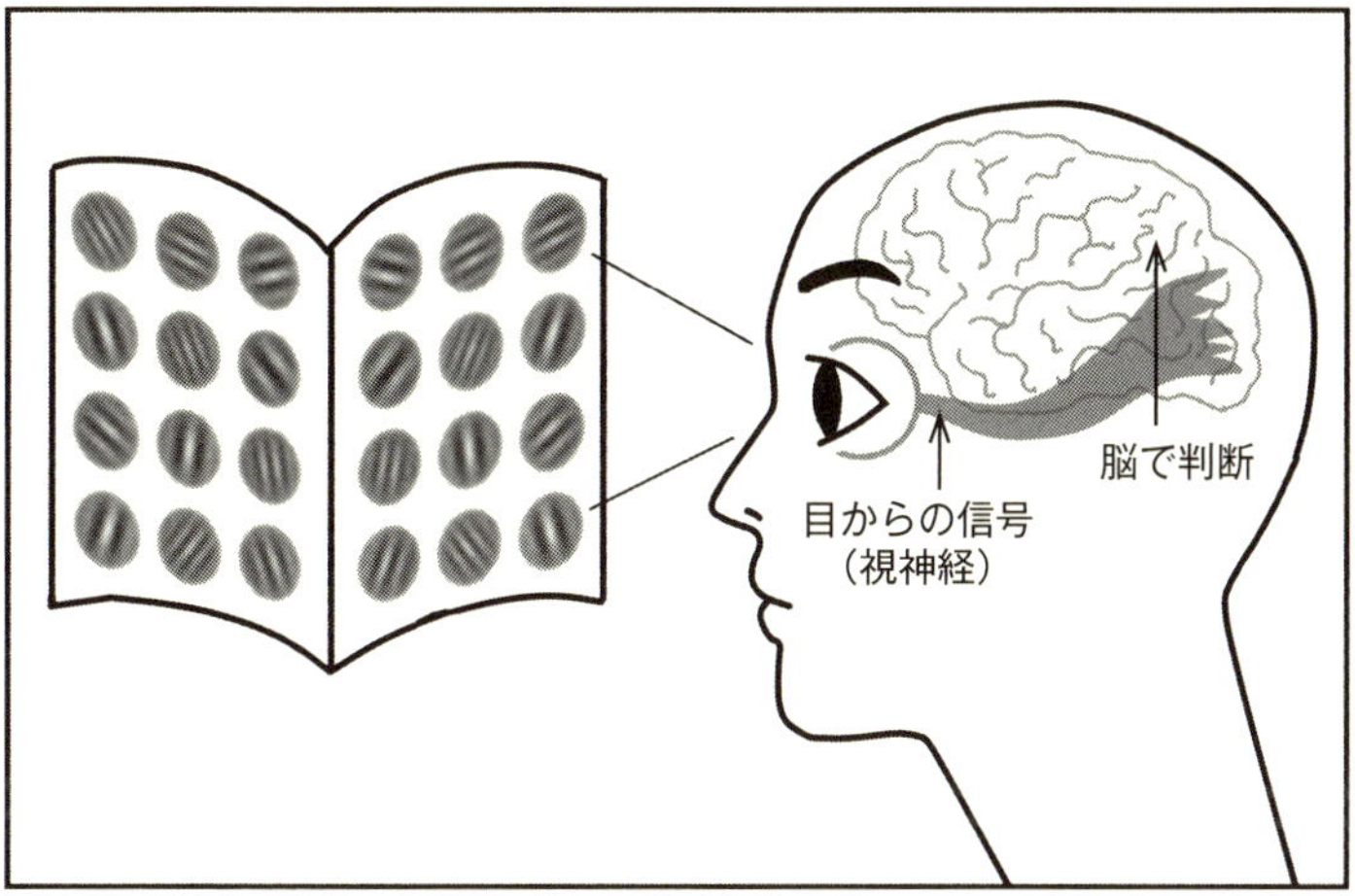

○目をよくする脳トレ

老眼のトレーニングは目をトレーニングするものがほとんどですが、このトレーニングは特殊です。目と脳のつながりをうまくするという方法です。(8)

人間は目でモノを見ていると思いがちですが、目に入ってきた信号を脳で受け取ることで人間はモノを見ています。そのためケガで脳にダメージをおうと目には全く問題がなくても失明してしまいます。

このトレーニングは目に入ってきた情報を処理する脳を鍛えるという方法です。やり方としては縞模様のように白と黒の差（コントラスト）があるものを用います。「ガボールパッチ（ガボールフィルタ）」といわれる特殊なものを使います。最初ははっきりと白と黒の差があるものを見ていきます。次第に白と黒の差が何ともあいまいなものを見ていきます。

すると脳は差があるところを見つけ出して判断するという能力を上げてあいまいに見えていた差をはっきりと見ることができるようになるのです。これをくり返すと老眼が楽になるという方法です。

こう聞くと「じゃあ老眼以外でもよくなるのでは？」と思うかもしれませんがその通りです。近視にも効果的であるとわかっています。

コンピューターを用いた細かい方法もありますがここでは簡易的な方法をご紹介します。

次の頁の図を見てください。まずは右上の四角く囲った図形（縞模様）を見てください。次に2ページにわたってあるうち同じ図形はどこにいくつあるでしょうか？　次にその一つ下の図形を見て同じ図形はどこにいくつあるでしょうか？　こうやって縞模様が同じ図形を見ていって判断するというのが、ガボールパッチのトレーニングです。

このように図をつかって目と脳をうまく連携していく訓練です。この方法はほかの本には載っていないので、この本か論文を参考にしてください。完璧な方法とはいかず「本当に効果的か？」はさらなる研究が必要と思います。ただ副作用があるわけではないので安心です。

目の脳トレはその他にもいくつかの方法があります。理論背景はあるけれども正確な研究やデータがあるものではありません。だから医者によっては

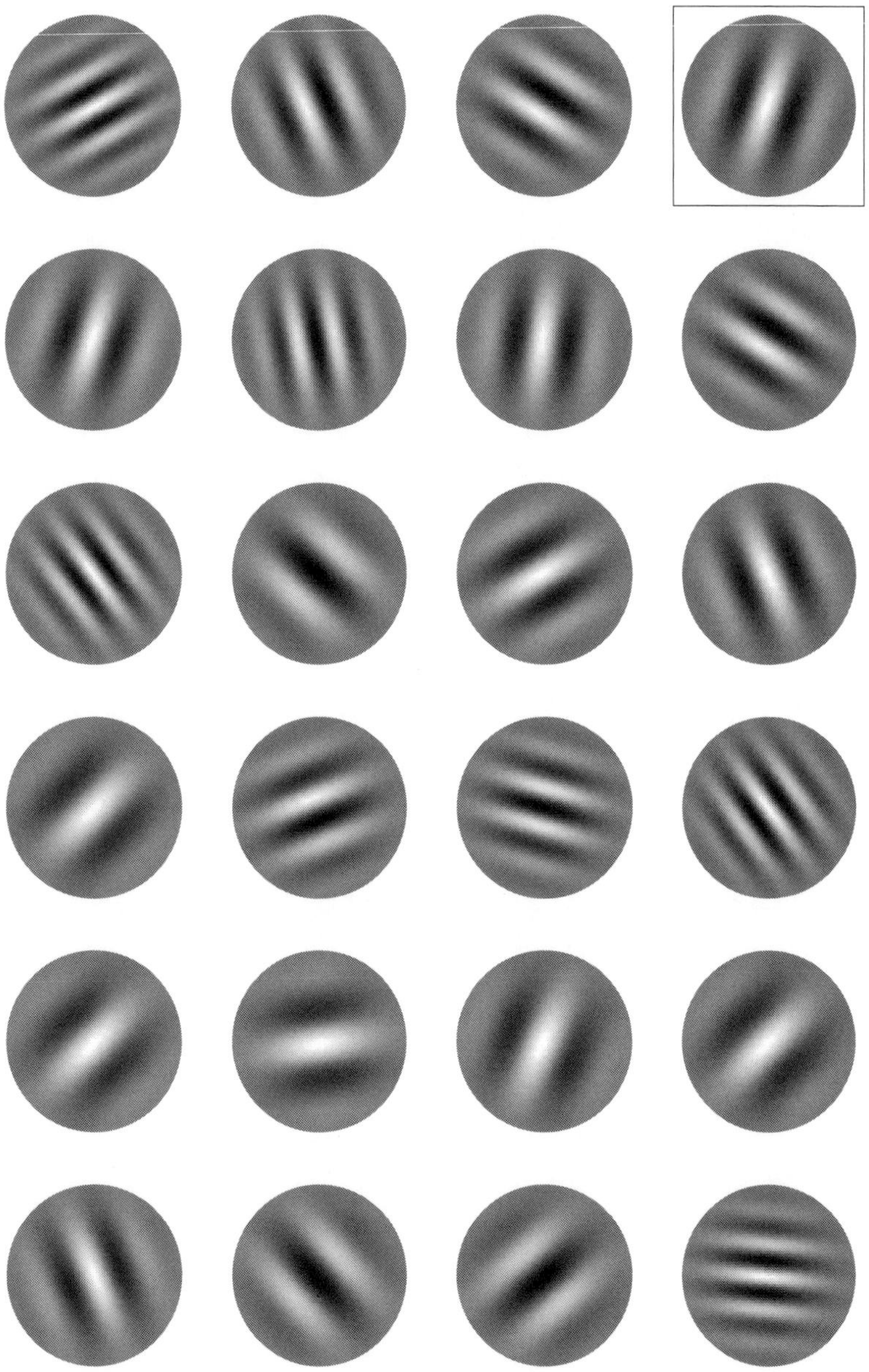

図8　目の脳トレ（ガボールパッチを見るトレーニング）

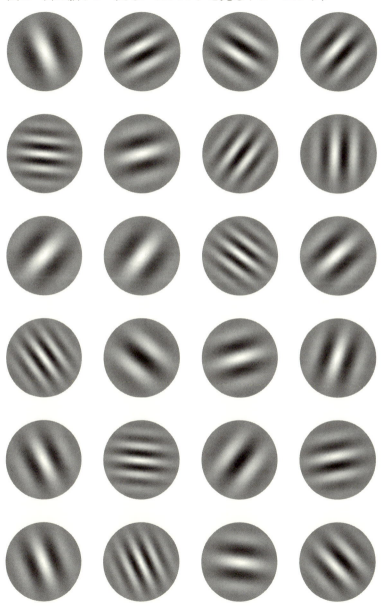

「意味がない」という表現をするのです。けれども手軽にできて簡単です。それぞれについては多くの書籍があります。

○毛様体筋をよくする方法

目のピントは毛様体筋という筋肉が水晶体というレンズの厚みを変えることでうまく作用しています。筋肉が強くなるかレンズが柔らかくなれば老眼はよくなります。

残念ながらレンズを柔らかくするトレーニングはありません。一方で筋肉の方は鍛えようがあるので毛様体筋にアプローチする方法があります。鍛えるといっても、使えばいいわけではないのです。むしろ間違った使い方をするとスマホ老眼のようにむしろ悪化してしまいます。一度筋肉の緊張をとって適切に動くようにすることが大切です。

〈100円メガネトレーニング〉

医療現場で使われている「雲霧法《うんむほう》」という方法を応用したものです。そのため毛様体筋の機能が一時的に和らぐのは確実です。

毛様体筋を緩めて老眼の機能を回復しようというものです。医療現場では メガネ合わせや視力検査の時に毛様体筋をリセットするために使います。

やり方としては、普段メガネをかけている人はメガネ、そうでない人は裸眼でその上に「+2」の老眼鏡をかけて遠くを見るという方法です。すると ぼやけて見えるため毛様体筋が機能できず、休めることで毛様体筋の機能を回復させてくれます。1日1~2回、5分程度行うものです。

くらくらしたり、遠視が強くある人は避けた方がいいでしょう。

〈ピンホールメガネトレーニング〉

100円メガネのトレーニングよりも少し効果が弱い方法で、ピンホールメガネ（穴のあいたメガネ）を使います。小さい穴からモノを見るとピントを合わせないでも済む範囲（焦点深度）が大きくなります。すると目がピントを合わせようとしなくても見ることができます。そのためある程度毛様体筋を休めることができ、機能を回復させようというものです。1日1〜2回、5〜10分行うのが一般的です。

〈遠近法〉

遠近を実際に見て毛様体筋を動かして機能を回復させようというものです。まず指などの指標を出します。手を伸ばして遠くにしてモノを見ます。次に近づけてくるとどこかで指がぼやけてきます。そしたら遠くにして、と繰り返します。普段は本なら本、パソコンならパソコンを同じ距離でずっと見ていると思います。その状態ですと毛様体筋を固定して使っていることになるので、毛様体筋を動かすことで楽にしようという方法です。1日2回、5分ほどやるのが一般的です。

○自律神経を整える方法

目のピントを合わせる時には自律神経がバランスを取って自動的に合わせてくれます。ただしストレスの多い生活、デジタルの多い現代的な生活をしていると自律神経が乱れてしまいます。「スマホ老眼」の項でも交感神経と副交感神経の乱れが若年老眼の原因になるお話をしましたね。そこで自律神経をうまく整えることで老眼をよくしようという方法があるのです。

〈呼吸法〉

腹式呼吸で自律神経を整えるという方法です。自律神経が整うというところまではわかっています。[9] 目のピント調節は自律神経で行うので[10]自律神経が整えばピント調節がよくなり老眼がよくなるだろうという方法です。鼻から息を吸っておなかを膨らませ口からゆっくりと吐くという方法です。腹式呼吸を10回程度、朝晩するというのが一般的な方法です。

〈目がよくなる絵・写真〉

リラックスすることで自律神経が整い、目がよくなるだろうという方法です。脳の機能回復を同時に狙う目的もあるようです。よいと思われる写真や絵を見て過ごすというものです。老眼にというよりは目の健康一般にという形で使うことが多いです。1日1回、1分程度行うのが一般的です。

○その他

〈ホットアイ〉

瞼の血流がよくなり眼精疲労が取れることはわかっています。[11] ドライアイの時は医療現場でも一般的に勧められる方法です。目の疲労をよくすると同時に血流をよくして老眼の機能を回復しようというものです。

濡らして軽く絞ったタオルを電子レンジで40秒ほど温めます（やけどしない程度）。目をつぶってその上にタオルを置きます。もう一本用意して最初のタオルが冷たくなったら替えます。こうして5分ほど目の周りを温めます。

簡易的な方法としては手をこすって温めて目の周りに置くという方法もあります。市販のもので温める道具がたくさん売っています。注意点としては瞼が腫れていたりかゆみがあるときは避けた方がいいです。

〈目の油だし〉

ホットアイと連続して行った方が効果的ですが、目の油というのがあります。瞼にあり血流が悪くなると油がたまってしまいます。ですから油を出せる状態を作ることで涙の質を改善し、全体的な目の見え方をよくします。結果として老眼にも効果が出ることを狙っています。上瞼を上から下に10回こすり、下瞼を下から上に10回こすり、そして内側から外側に10回こすって最後に軽く瞼をつまんで終了です。

注意としては瞼に荒れや腫れがある場合やかゆみがある場合は避けた方がいいです。実際の診療現場ではマイボーム腺圧出というようにちょっと痛い方法でこれをアレンジしたもので行っています。

〈数字追いかけ・文字追いかけ〉

数字や文字などが多く書いてある絵を使って、数字を順番に追ったり文字を順番に追うものです。

目をあまり動かさず全体で見て判断できるようにすれば見ている範囲の視野を広げることができます。

目を動かして探す場合は眼球運動になるというものです。そのため老眼に特有の方法とはされていません。1日1回程度行うのが一般的です。

〈立体視訓練〉

3D映画などと同じように右目・左目をうまく使い分けることでモノを立体的に見るという方法です。

慣れるまではなかなかうまくできません。浮き出る絵などがあります。少しは目と脳の協調がうまくなる可能性があります。あくまで老眼にはこだわらず使っているものです。1日1回5分程度が一般的です。ただ斜視や弱視がある方の場合はあまりやらない方がいいです。

〈ツボ・鍼・漢方・気功・マッサージ〉

東洋医学的な観点から老眼をよくしようという方法です。何か道具を使ってマッサージをするというのもこの方法の一種類です。血流をよくする・東洋医学的なバランスを整えるなどの理論背景があります。マッサージやツボでは目を押さないように注意が必要です。

〈3点トレーニング〉

医療現場では斜視の人の訓練法(12)として使われることがある方法です。カードに3つ点を書いてその点を目を寄せながら見ていくというものです。年をとると目が外側に向いてしまう人がいます。すると手元を見る時疲れて見にくくなってしまいます。そこで手元を見る時、目を寄せる運動をしようというものです。なので老眼というよりは目のずれを補正する目的の方が大きい方法となります。1日5分程度が一般的です。

〈眼球運動〉
斜視の人や目の周りの骨が折れた時、目の筋肉が萎縮しないように動かすという目的が主な訓練です(13)。転じて年齢により目が外に向かないように訓練する目的もあります。1日5分程度が一般的です。

自分に合ったものを取り入れていただければと思いますが、あくまで継続することで一定の効果を狙う方法と考えた方がいいです。

まとめ
一番効果的なのは見えるようにする脳トレ
それ以外は自分に合ったものを根気よく

図９　トレーニングのまとめ

目と脳	目と脳トレ
毛様体筋	100 円メガネ・遠近法・ピンホールメガネ
自律神経	目がよくなる写真・呼吸法
その他	ホットアイ・数字追いかけ・立体視訓練・気功・鍼・漢方・ツボ
勘違いされがちだが老眼用とはされていない	目の油だし・３点トレーニング・眼球運動

生活で気を付けること

老眼にならないために生活で気を付けることとしては、同じ距離をずっと見続けないことです。

一定のところを見るというのは、中腰でずっといるようなものです。すると腰が痛くなるのは想像がつくと思います。そうなったら腰を伸ばしてあげてストレッチすると気持ちがいいです。

同じように近くだけを見続けていると、毛様体筋も機能が落ちてしまうので、遠くを見たり近くを見たりなど一点に目を集中させないことが大切です。

目をこすらないことも大切です。かゆくてついこすってしまうこともあります。自分はこすっていないと思っていても、寝起きの時やちょっとした時についつい目を触ってしまいます。そうすると老眼はもちろん白内障などほかの病気も引き起こしてしまうので、こすらないようにするのが大事です。

かゆくてこする以外にもメイクの時にこすってしまうことがあります。特にメイク落としの時です。メイクを落とす時はメイク落としを使ってゴシゴシとこすってしまいます。そうすると目に負担がかかってしまうのです。小さな傷、ダメージにより毛様体筋が破壊され、水晶体も弾力を失って老眼になってしまうことがあるのです。

紫外線などの光線も老眼にはよくないものです。紫外線が強く当たると目のレンズは白内障になってしまいます。白内障はレンズが白くなりますが同時に硬くもなります。そのためレンズの厚みを変えるのが難しくなり老眼となってしまうのです。

老眼の薬があるのか?

老眼の薬というのはあるのでしょうか?

「ない」と言う医師もいますが実際は海外では開発されていて、まだ実用化には完全に至っていないだけです。[14] 薬の名前でいうと「カルバコール・ブリモニジン合剤」「EP 13 745 508.5」「Presbidrops©」「Presbyeyedrops©」「PresbyPlus©」「Encore Vision©」とあります。

「Encore Vision©」はレンズ自体の柔軟性をよくしようという薬で、そのほかの薬は毛様体の機能をよくして老眼を改善するというものです。

副作用としては頭痛や気持ちわるさ、ちょっと暗く感じたりすることがあります。いくつかの薬を混ぜているものが多く、どういうバランスがいいのか？　濃度は？　などまだ検討課題はありますが、使用したほとんどの人が視力改善しているので有効な薬といえます。

日本では眼科で一般的に処方されるのは老眼で眼精疲労がある場合、シアノコバラミン（サンコバ）という目薬があります。眼科で相談してみるのもよいでしょう。

とはいっても眼科まで行くのは大変だなという時は市販の薬でも同様の成分が入っているものが多く、赤色の目薬です。箱の後ろの成分表にシアノコバラミンと書いてあるはずです。これはビタミンB12の一種を含んでいてこれがピント調節に作用するというものです。

その他にはネオスチグミンメチル硫酸塩というのも眼精疲労に対して使われています。目のピントを合わせる毛様体筋を多少休ませるという機能があるようです。ただし現在日本では一般薬、病院で処方されるものも含め「老眼に」と書いてあっても老眼そのものに効くというものではありません。あくまで眼精疲労に対する目薬として使うのがよいでしょう。

まとめ
食べるもので目はよくもわるくもなる
青魚がおすすめ
老眼をよくする目薬は開発中である

第5章

老眼鏡とコンタクトレンズ

トレーニングや目薬は老眼を元からよくするものですが、弱った機能をサポートする役割を担うものとして老眼鏡やコンタクトレンズがあります。老眼鏡というのは一種類しかないと思っていたら大間違いで、誤ったメガネを買うと後悔してしまいます。

ではどういう老眼鏡があるのでしょうか？　また老眼用のコンタクトレンズがあることもご存じでしょうか？

老眼鏡というと「自分に合うものは一種類しかない。だからメガネ屋さんに行って買えばいい」と思いがちです。これは完全な間違いです。

老眼鏡は人によって度数が違いますし、同じ人でもどういう生活、どういう時に目を使うかによってメガネの選び方も変わります。

それを知らないと、老眼鏡というのは「不自由なメガネでも我慢するしかない」「いくつもメガネを持たなくてはいけない」「手術するしかない」というように間違ってしまうのです。本当ならもっと楽に見える方法があるのにもったいないことです。

視力は日によって違う

メガネやコンタクトレンズの度数は「変わらない」と思っているかもしれません。

視力は日によって変わります。時間によっても変わります。このことは第1章で説明しました。そのため、メガネやコンタクトレンズの度数を夕方に合わせると、朝方に「強い気がする」。朝方に度数を合わせると夕方に「弱い気がする」となります。

日によっても違います。ずっと目を使っていて疲れている時は度数を強くしないと見えません。けれども全く目を使っていなくて疲れていない時は、度数が弱くても見えてしまい、度数がずれてしまいます。

そのことから考えるとメガネの度数を合わせるのは「お昼前後」がベストな時間帯となります。また「目が疲れていない時」がよいです。

なかなかそこがわかりにくいと思いますが、いい眼科やメガネ屋さんであれば対応してくれるはずです。

ではいい眼科・メガネ屋さんはどうやって選べばいいのでしょうか？

いい医者、かからない方がいい医者

まず、必ずしもいい病院、いい医者にかかればメガネ・コンタクトレンズづくりがうまくいくわけではありません。

手術はうまいけれどもメガネはあまり診てくれないい医者かもしれません。

その時大切なのは医者や検査員が話を聞いてくれるか？　ということです。

視力は日によって違いますし、時間によっても違います。また、どういう時に目を使うのか、何のために目を使うのかを知っていれば、より合ったメガネを作ることができます。

けれどもそうした問診を「面倒くさいな」と省いてしまうところは医者も

検査員も話を聞いてくれません。分業制で検査員が話を聞くところもありますが、せめて誰かがちゃんと話を聞いてくれないと、大体は合っているのですがしっかり合ったものは作れません。新品の老眼鏡なのに疲れたり見にくいということが起こります。

ですから「話をちっとも聞いてくれないところ」はどんなに技術がよさそうでもだめです。話も聞かずにあなたの生活を想像し度数を決定することなどできないからです。

またメガネやコンタクトレンズの度数というのは年齢とともに変わります。かかりつけの医師またはメガネ屋さんを持っておくと丁寧に対応してくれやすいですし、何よりあなたの生活の仕方を把握してくれます。毎回のように変えてしまうとあなたも医師も検査員もメガネ屋さんもみんな一から話をしなければいけないのでいいメガネを作りにくいのです。

老眼鏡をかけると老眼が進む?

老眼鏡をかけると老眼が進むと考えられています。これも間違いです。

なぜそう思ってしまうのでしょうか?

老眼鏡をかけようか迷っている時というのはちょうど老眼が進み始めるころです。ですから、意を決して老眼鏡を買ってもしばらくするとまた進んでしまいます。

一方でつらいのに我慢して最後にメガネを作った人は、すでに老眼が進みきってしまったために老眼鏡の度数が変わりません。

子供服に似ています。「子供服を買うと身長が伸びる」わけではなくて子供服を買う頃に身長が伸びるのです。

ですから老眼鏡を買うことにあまり躊躇しない方がいいです。お金がもったいないという場合はがまんしてもいいですが、そうではない場合は老眼鏡があった方が結局楽ですし、よく見えて人生が楽しくなります。

まとめ
老眼鏡を作るなら「お昼前後」「目が疲れていない」時がおすすめ
医者や検査員が話を聞いてくれる病院に行ったほうがよい
老眼鏡をかけても老眼は進まない

では、老眼に対応する便利な道具についてお話ししていこうと思います。コンタクトレンズでも老眼に対応できます。ソフトコンタクトレンズ・ハードコンタクトレンズともに老眼に対応することができます。コンタクトレンズで老眼に対応するには主に二つの方法があります。

遠近両用コンタクトとモノビジョンコンタクトです。あと、まだ老眼が弱い時ならば少し度数が弱めのコンタクトという対応法もあります。

モノビジョンコンタクト

モノビジョンコンタクトという方法があります。モノビジョンというのは片目で遠くを見てもう片方の目で近くを見るというように右目と左目で使い分けることをいいます。手術をして右目と左目をそれぞれ遠くと近くに合わせてモノビジョンをするという方法もあります。

ですからモノビジョンコンタクトというとなんかすごいコンタクトレンズだと思われるかもしれませんがコンタクトレンズ自体は通常のものを使います。例えば右目は遠くが見える度数に合わせる。左目は近くが見える度数に合わせるというように左右で度数を大きく変えます。

片目ずつ見れば遠くまたは近くしか見えません。両目で見た時は遠くを見ようとする時は無意識に右目からの景色の情報だけを見る。近くを見る時は無意識に左目からの情報だけを見るというように脳が勝手に選択してくれます。

そんなことをして大丈夫なの？　と思うかもしれません。実際に大丈夫な人と、結構難しいので慣れなくてやっぱり無理だなという人がいます。

この方法のいい点は片目ずつで見ればかなりしっかりとモノにピントが合って見えるということです。

遠近両用コンタクトの場合はどうやっても完全な見やすさではなくある程度で我慢することになってしまいます。けれどもモノビジョンであれば少なくとも片目ではしっかり見えるのです。

そしてコンタクトレンズの値段も安くなります。後述する遠近両用のコンタクトレンズはレンズ自体に特殊な加工をしてあるために値段が高くなってしまうのです。モノビジョンでは度数が異なるだけで片目ずつ普通のコンタクトレンズでよいので費用も抑えられます。

遠近両用コンタクト

遠近両用のコンタクトレンズは両目に使います。遠くも近くも見ることができるのでとっても便利です。ただし問題点としては遠くも近くもクッキリ見えるわけではなく、「ある程度」という感じです。きつい度数の老眼の人は合わないこともあります。そして一番の問題は慣れるまでかなり時間がかかったり、慣れてもやっぱり使いこなせないことがあります。

例えば1カ月分のコンタクトレンズを買っても、あまり合わなかったとなればもったいない気がしてしまいます。けれども遠近両用コンタクトは複数回いろいろな種類を試してみて、自分に一番合うものを探すことが大切なのです。

慣れなければいけないところと、見え方がクッキリではないところが弱点です。一方で慣れると非常に楽に使いこなせます。「もう手放せない」というぐらい感動的です。そこでこれまでコンタクトレンズをしたことがある人が、メガネではなく普段コンタクトで過ごしたいという場合にはおすすめの方法です。

ソフトコンタクトレンズとハードコンタクトレンズがありますが、ソフトコンタクトレンズを使用する人が多いです。その理由は、ソフトコンタクトレンズはレンズ性能は多少劣りますが異物感が少ないからです。ハードコンタクトのほうが性能は上がりますが、一方で異物感が強いという問題点があります。

そして何より慣れるのに時間がかかるのにハードコンタクトレンズは高い。

ソフトコンタクトレンズなら使い捨てがあるため、ある程度費用を抑えて試すことができます。そのためソフトコンタクトレンズで遠近両用の度数を合わせることが自然と多くなります。

○ちょっと弱めのコンタクト

まだ自分のピント調節機能がある初期の老眼の人には中間距離にピントを合わせた「ちょっと弱めのコンタクト」を勧めることもあります。遠くもそれなりに見えるし近くも自分の調節機能で十分見えるという合わせ方です。ただしあくまで遠くも近くもまあまあを目指すというわけなので「しっくりこないなあ」と感じてしまうことがあります。

これらのコンタクトを使って老眼を補正するうえでの注意点があります。

図 10　遠近コンタクトとモノビジョン

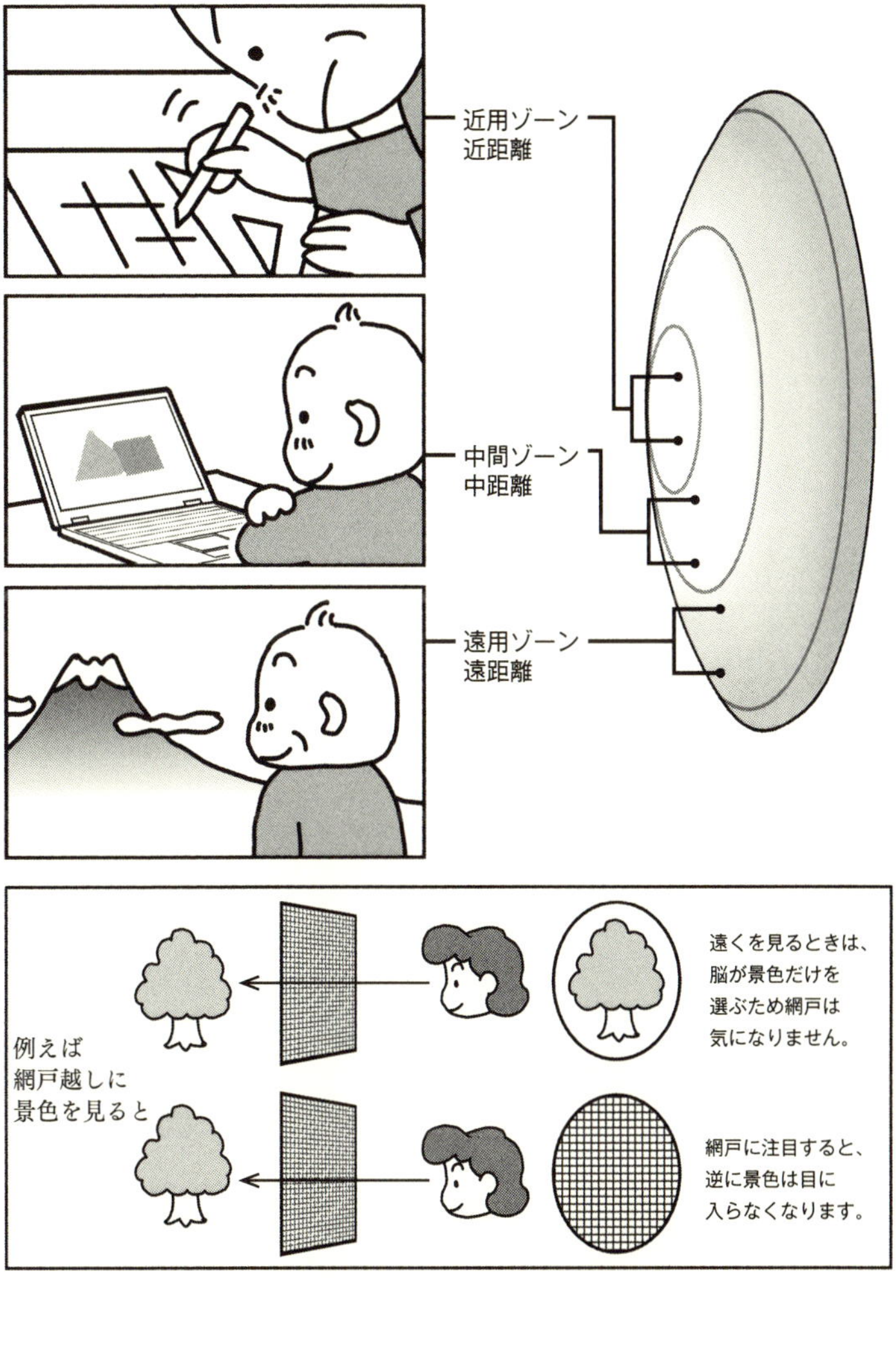

それは過度の期待をしないことです。コンタクトはメガネよりもレンズの加工が技術的に難しく、そのため思ったような見え方にならないことも多いのです。「こんなものかな」という気持ちで作って何度か度数を微調整するという気持ちが大切です。何回か微調整をすると「結構いいな」というコンタクトができる人が多いのです。

まとめ
コンタクトは遠近両用とモノビジョン、ちょっと弱めのコンタクトがある

メガネはどんなものを選ぶ？

老眼鏡といえば誰でもわかるぐらいに一般的なものです。

メガネを作る時の注意点としては、次の三つを確認しておくことです。

①「どこを見たいか？」

実は老眼鏡というのは度数によって目的が変わります。

「手元」というとあなたは何を見る時を想像するでしょうか？　スーパーで値札を見る時、部屋で本を読む時、音楽で楽譜を見る時、パソコンのモニターを見る時、などがあります。

それぞれ同じようでいて距離が違うのです。靴を買う時に「ランニング用」なのか「買い物用」なのか、「山登り用」なのかによって選ぶ靴が違うのと同じです。何となく手元が見たいというと、あなたの生活には全く合っていないメガネになってしまうかもしれません。本を読みたいのに「きっとパソコンを見たいだろう」とパソコン用のメガネにされてしまうかもしれません。何を一番見たいのかを考えて老眼鏡を選んでほしいのです。

②「どのぐらいの時間そこを見るのか？」

主にパソコン用にしたい。でもパソコンは1日1時間も使わない。本もたまに30分ぐらいは読むという場合は、ばっちり合わせる必要はなく、本を見るようにしてパソコンも多少見える範囲にした方がいいでしょう。

一方で私はパソコンが仕事で毎日10時間以上画面に向かうという場合は、メガネをばっちりパソコンの距離に合わせる必要があります。眼科やメガネ屋さんでふいに「どのぐらいパソコンを使いますか?」と聞かれても、あたふたして答えられなくなってしまうので、前もって自分の生活を振り返ってみるといいです。

この1週間でどのぐらい本を読みました? パソコンはどのぐらい使いました? スマホは何時間ぐらい見ました? 買い物に行って手元で製造年月日など細かい文字を確認しますか?

③「遠近両用か、かけ外しにするか?」

実際に試してから決めてもいいのですが、遠近両用メガネは値段が張ります。眼科医には関係ないことですが、メガネ屋さんでは遠近両用にした方がいいと勧められることがあります。本当はそのつもりではなかったのに、勢いに負けて買ってしまって後悔する患者さんが意外に多いです。

まとめ
老眼鏡を作るときは
「どこを（何を）見たいか」
「どのぐらいの時間見るのか」
「メガネをかけ外しするか？」
を考えておく

手元だけを見るためのメガネ（単焦点の老眼鏡）、つまり遠くと手元でかけ外しが必要なメガネを作る時は何を考えればいいでしょうか？

かけ外しをするメガネは手元ははっきり、しっかりと見えます。メガネレンズの幅のどこで見てもはっきり見えます。なので手元だけをはっきりしっかりと見たい時はお勧めです。ただし、かけたり外したりするのが面倒というところがありますす。手元を見てすぐに遠くを見なければいけないことがあります。そんな時に便利なのはメガネを首からかける道具です。メガネチェーンともいわれています。道具を使うことでかけ外しはより楽になるのです。かけ外しが難しい場合や「老眼鏡をかけている」と気づかれたくない人は、次の両用メガネがお勧めです。

○両用メガネ

両用メガネには遠くと近くをくっきり分けているものと、累進レンズ（多焦点のメガネ）があります。よく「窓がついている」という表現をするものがくっきり分けている眼鏡で「二重焦点レンズ」といいます。このメガネのいい点は遠くと近くそれぞれが見える部分をくっきりと分けているので、かけ外しがいらないうえに比較的見やすいことです。

一方でわるい点は、はたからみて老眼鏡をかけていることがわかってしまうことがあります。また中間距離は見にくいことがあります。慣れていないと足元が見にくいこともあります。


累進レンズ（多焦点のレンズ）の場合は遠くと近くの境目がありません。そのため人には気づかれないのがメリットです。そのほかに焦点がたくさんあるので遠くと近くだけではなくて中間も見ることができます。慣れることができれば自然とあらゆるところを見ることができるのです。

一方で慣れが難しいという問題があります。

最初はぐらぐらしてしまったり見にくかったりすることがあります。そのためあまりにも高齢になってから使うのは難しいともいわれています。また高齢になるとメガネの度数が強くなります。度数が強くなればさらに慣れるのは難しくなります。ですから、多焦点メガネを使いたい場合は早くから使い慣れていると、あとあと便利に感じることができるでしょう。

累進レンズ（多焦点のレンズ）にもいろいろ種類があります。遠くから近くまで一通り見えるレンズ（遠近タイプ）、中間から手元が見えるレンズ（中近タイプ）、パソコンから手元まで見えるレンズ（近近タイプ）とあります。それなら遠くから近くまで見える遠近タイプが便利と思うかもしれません。しかしそのレンズは遠くと近くはよく見えますが中間が見にくいのです。運転する場合は遠近タイプでいいという人が多いです。

一方で運転もしないし、外にそれほど出歩くわけでもない。という人は中

図 11　遠近両用メガネの種類

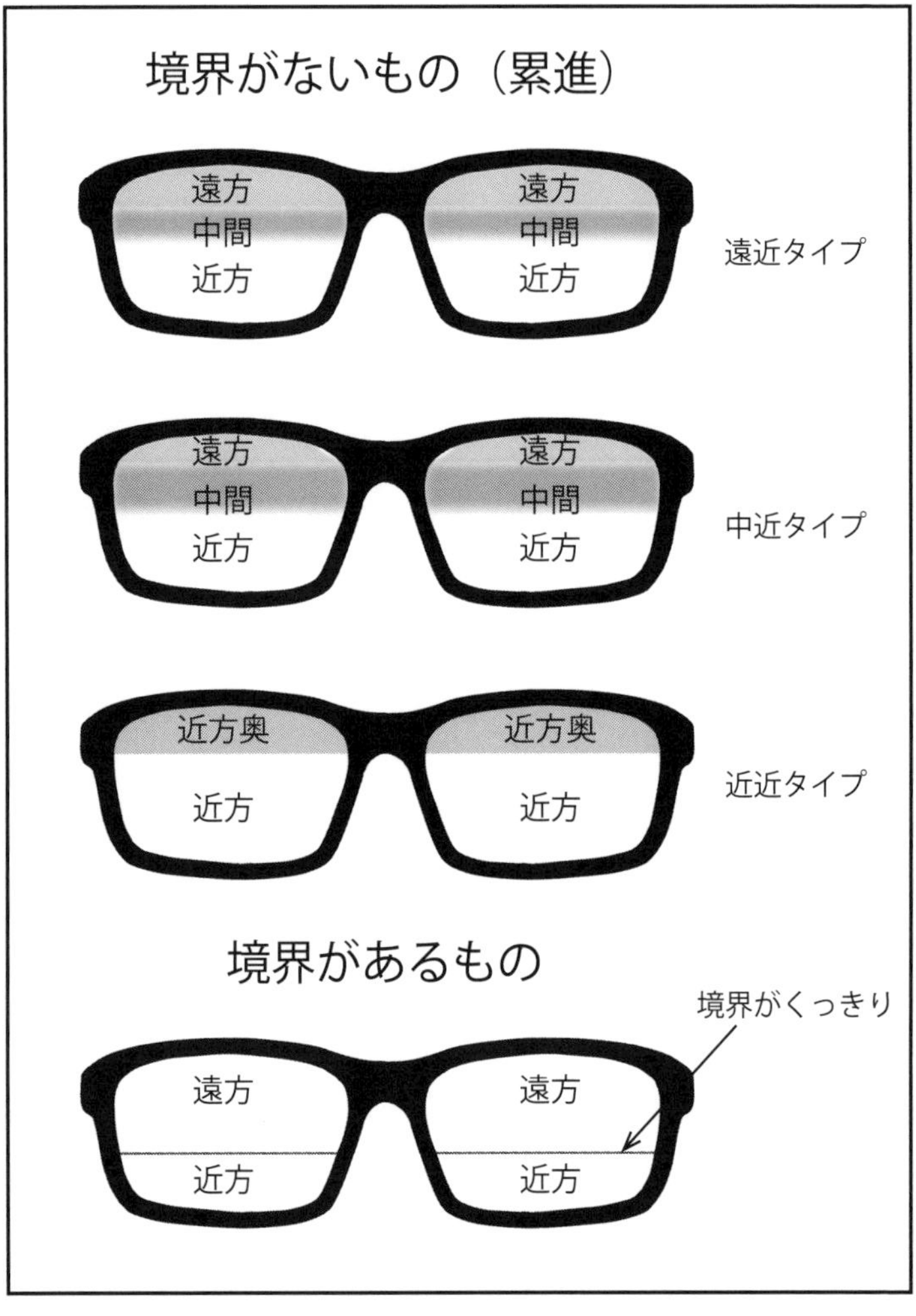

近タイプレンズの方が便利な人が多いです。近くを見る作業が多くて仕事でパソコンを使うという場合はパソコン〜手元に合わせた近近タイプが便利で仕事にも役立ちます。

高齢者はメガネをうまく使えないと階段で転びやすく、骨折したり、結果として寝たきりの原因になる事例があり、注意が必要です。

メガネは買って終わりじゃない

老眼鏡は買ったら何年もそのままという人がいます。近視の方もメガネを買ってメンテナンスをしない人が多いと思います。けれども遠近両用メガネの場合はメンテナンスが特に重要です。なぜなら顔の中のメガネの位置が少しずれてしまうだけで本来遠くを見る部分で近くを見ることになるなど、「レンズ」が合っているのに「メガネ」が合わないと感じてしまうからです。

メンテナンスをするかしないかでメガネのもちも違いますし、疲れやすさにも影響します。

では、いいメンテナンス・わるいメンテナンスとはどういうものでしょうか？

わるいメンテナンス

× 「レンズを服やティッシュでふく」。

服はだめだろうなと想像がつくかもしれませんが、ティッシュでふくのもだめなのです。なぜかというとレンズの表面についているゴミも一緒に動か

図 12　目線がずれると老眼鏡はだめ

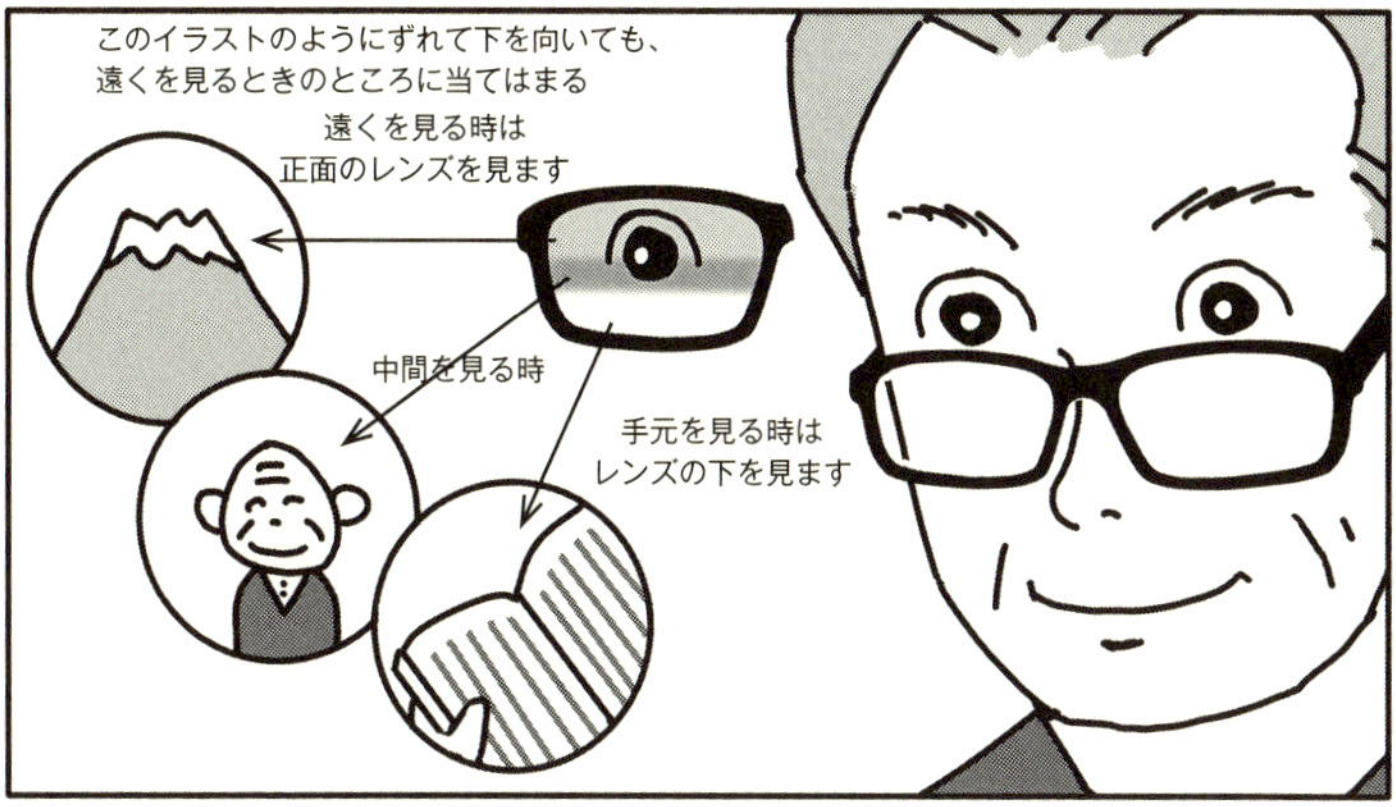

してレンズを傷つけてしまうからです。

×「メガネをかけてお風呂に入る」。

メガネは冷たい水は大丈夫ですが、温かいお湯には弱いです。フレームがゆがんだりしてしまいます。ですからお風呂や温泉にはメガネをかけて入らない方がいいです。とはいっても「それでは見えない」という人もいるでしょう。私もメガネをかけないとつらいです。家のお風呂はメガネなしで入れるけれども温泉などでは難しい。そういう時は「ちょっと度のずれた昔のメガネ」を使ってお風呂に入るのがおすすめです。

いいメンテナンス

○「水・中性洗剤で洗う」。

メガネはどう洗うのがいいかというと、まずは水洗いです。表面についた汚れを取りましょう。次に中性洗剤を使って油汚れを取ります。そしてもう一回水洗いします。そしてティッシュでこするのではなくて押すようにして水分を吸い取り、最後に「メガネふき」できれいにします。

メガネふきはきれいに洗濯するか年に1度は替えましょう。また中性洗剤で洗うのはいいのですが石鹸や酸性・アルカリ性洗剤で洗うとレンズがわるくなるのでやめましょう。

メガネは週に1回は洗いましょう。

メガネをチェックする時期は3回あります。

1カ月に一回のチェック

メガネが合っているかを細かく見ます。度数ではなくて位置がずれていることが多いのです。メガネをしたまま寝てしまったり、寄りかかってゆがんでしまう。すると目の中心とレンズの中心がずれるので老眼鏡は使えなくなります。ではどうチェックすればいいのでしょうか。

1　まずは鏡を見て真ん中にあるかチェック

目の中心とレンズの中心が合っているかを鏡でチェックします。

2　下を向いても落ちないか見る

顔を下へ向けてもメガネがずり落ちないかを見ます。ずり落ちるようなら合わなくなっています。
3　鏡を見てメガネのつるのところ（テンプル）が浮いていないか？　こめかみについているか見ます。
フレームを曲げてしまうと顔から浮いてしまいちゃんと見えません。

もしこれらで問題があった場合はメガネ屋さん（できれば買ったところ）に持っていって調整してもらいましょう。

毎月1日にチェックするなど決めておくと忘れにくいです。

3カ月に1回のチェック
3カ月に1回は度数がずれてきていないか見ます。本書23頁の「近見視力表」をメガネをかけて見てください。これまで見えていたところが見にくいことはないでしょうか？　かなりわるくなっているようなら眼科でチェックしてもらう必要があります。

年に1回のチェック

年に1回はメガネ屋さんで調整してもらうといいです。

特に鼻あては100円ぐらいのわずかな値段で替えることができます。鼻あてのところの汚れが取れなかったり、緑色に変わっていませんでしょうか？　十円玉が緑に変わるように銅の成分が緑になってしまいます。きれいではないですし、鼻あてがすべって落ちてきてしまい「鼻メガネ」になってしまうのです。

意外と鼻あてを交換するだけで、すっきりした感じになるのでお勧めです。

図13　老眼鏡のメンテナンスリスト

週に1回	メガネを洗う
月に1回	メガネの位置ずれチェック
3カ月に1回	見えているか度数ずれチェック
年に1回	メガネ屋さんで調整

そんなメンテナンスをメガネ屋さんは嫌がるのでは？　と思うかもしれません。まともなメガネ屋さんであれば嫌がることはありません。

もし嫌がるようならば、そのメガネ屋さんとは今後の付き合いを避けた方がいいです。

いいメガネ屋、よくないメガネ屋

メガネを作ろうか迷ってメガネ屋さんに行った時に「私はメガネを作った方がいいですか?」と聞く人がいます。「あなたは作らない方がいい」と言ってくれるメガネ屋さんがいたらすごいです。つまりほとんどのところが「作った方がいい」と言います。だから迷っている時はまずきちんと眼科で相談した方がいいです。では、どういうメガネ屋さんを避けた方がいいのでしょうか?

それは「急がせるところ・高いものばかり勧めるところ」です。

メガネ屋さんも商売です。そのため大した説明もなくさっさと作って売ってしまった方が儲けになるので話を聞かずにどんどんメガネを作ってしまうことが多いです。ですがそのように作ったメガネは往々にして思ったものと違うものとなります。するとあなたは「私にメガネは合わない」と勘違いしてしまいます。老眼鏡がわるいのではなくて「買ったそのメガネ」がわるいだけなのです。

高いものを勧めるメガネ屋さんも注意です。特に色付きのメガネにさせようとしたり、プリズムという光を曲げるものを組み込んで高いものを作ろうとするところがあります。ノルマがあって特に高いものを売るようにというように指示を受けている人もいます。ですから高いものが本当に必要ならいいのですが、あまりにも勧めてくる場合は儲けばかりに目が行っていることもあり注意が必要です。

そんなのわかるだろうと思うかもしれませんが、事前にこのことを知らないと言葉巧みに高いメガネを勧めてくるのです。色付き・プリズムを異常に勧めてくるようだったら要注意と思ってください。

移動式のメガネ屋さんの場合は注意が必要です。特に車で回ってくるメガネ屋さんがあります。一見便利でよさそうです。店舗まで足を運べない人にはいいものです。けれども背景がしっかりしていない移動式のメガネ屋さんがいます。その場限りの関係であなたによくないものを売りつけてそのまま逃げてしまうことが時々起こります。

ですから、移動式のメガネ屋さんを利用する時は、できればお店もある所がいいです。消費者庁のホームページでは行政処分の下った業者も確認できます。

安いメガネをかけると目が悪くなる?

安いメガネをかけると目がわるくなると思われていますが、そうではないです。度の合わないメガネを長時間使うと目の調子がわるくなりますが、価格が安くても度数が合っていれば大丈夫です。

安いメガネで代表的なのは、海外の観光地などでメガネを作ってくれるというものです。特に一部の海外旅行先（特に韓国が有名ですが）では早く、安くメガネができると評判です。でも観光先で作った安いメガネがよく見えると思って使っていたら、頭痛の原因となっている人も多いです。なぜでしょうか?

第一に客が旅行で来店した観光客であることを店側がわかっているので、

後からクレームがつかないことを知っています。ですからあまり細かい調整はしません。一見するとよく見えるようですが、度数合わせが生活向きではなかったりレンズが粗悪だったりします。

第二に早く作るために無理をします。仮にあなたの乱視が強かった場合はメガネを作るのに普通は時間がかかります。けれども観光地であるとむりやり乱視をなかったことにしてメガネを作るという方法をとります（等価球面度数という方法です）。そうするとすぐに作れますが度数が合っていないメガネができやすいのです。

第三に補正ができないことです。せっかく買ったメガネはその後調整をしたりする必要があります。ずっと使っていると鼻あてがへたってきたりします。その時に調整をすれば長く使うことができるのに、観光地でつくったものではできません。

しかし、100円ショップのメガネやできあいのメガネであっても、ごく一時的な使用であれば問題ありません。例えば「基本的には老眼鏡を使って長い作業をすることはない」「年に1、2回ちょっと使う」など一時的な使用であれば100円のメガネを使っても目が悪くなるわけではありません。

そのため、よく郵便局や役所で書類に記入するための机の上などに安い老眼鏡が置いてあって使えるようになっています。けれども、長時間それを使っていると疲れてきたり、くらくらしてしまうので注意が必要です。

メガネ屋さんの格安店と高級店はどっちがいいのでしょうか?

やはり一般的には高級店の方がいいメガネを作ってくれることが多いです。けれども格安店の中でも企業努力によりいいレンズ・メガネを作ってくれるところもあるので難しいところです。

注意しておきたいのは「フレームよりもレンズが大切」ということです。フレームももちろん重要なのですが、フレームは選ぶことができます。フレームがヴィトンとかシャネルとかブランドになればそれは高くなります。べっこうなどの希少な素材だったり、ダイヤモンドがちりばめられていれば高くなります。お財布に余裕があればそういうところにお金をかけてもいいですが、レンズにお金をかけた方が目の健康にはいいです。

フレームの選び方

メガネのフレームを選ぶ時にいくつかのポイントがあります。「レンズの大きさ」「鼻あて」「重さ」です。

見え方でいうとレンズが大きいほうが楽です。レンズが小さくて小ぶりなメガネは見た目はおしゃれですが、どうしても見える範囲が狭くなるために疲れやすかったり見にくいと感じる方もいます。ですから外見よりも疲れにくさ重視の人はレンズが大きくできるフレームの方がいいでしょう。

鼻あてとレンズのフレームが一体型で、鼻あてを曲げたり変形できないメガネがあります。一方で鼻あてとフレームは分離していて状態を変えられるものがあります。

あなたがどんなに日本人の一般的で普通な顔だと主張しても、顔の大きさ、鼻の高さは同じ日本人でもみんな少しずつ違います。一体型のフレームですとあなたなりの顔の状態に細かく対応できません。またぶつけてしまってちょっとゆがんだ時にも調整ができません。
鼻から脂が結構出る人がいます。するとレンズがすべってしまい耳の後ろが痛くなってしまいます。その場合は鼻あてを変えて調整もできる分離タイプの方が使いやすくて疲れにくいです。

重さも重要です。特に耳が弱かったり鼻からの脂が多い人は、レンズがずり落ちてしまったり耳が痛くなってしまいます。レンズの重さだけを気にするのではなく、フレームも軽いものの方が楽でしょう。

・ちょいかけメガネ

最近ではかけ外しをすることを主眼にしたちょいかけ老眼鏡も増えています。つるがなく鼻にはさむタイプは胸ポケットや手帳にしまえて使ってすぐに外せます。鼻あてがなくこめかみで支えるタイプは鼻にあとが残らないので女性に人気です。つるの部分が長くなっていて、使わない時は首にかけるタイプの老眼鏡もあります。

ルーペ・拡大鏡はどうなの？

ルーペ・拡大鏡と老眼鏡はどう違うのでしょうか？

老眼鏡は手元にピントを合わせる道具です。それに対して手元のモノを大きくして見る道具が拡大鏡です。ですから、軽い老眼で手元にピントは合うけれども細かいモノを見たり読んだりすると疲れるという人には拡大鏡だけでも有効です。ただ、老眼の進んだ人にはルーペや拡大鏡を老眼鏡の上から使うものが重宝されます。

特に「ハズキルーペ」に代表されるような性能のよいルーペが出てきているので、老眼鏡の上からかけるルーペというのが最近はやっています。実際に多くの患者さんが使っています。

ルーペのよい点は拡大をしてくれる点です。そのため手元の作業をしたり読んだりする時「現状では見にくいな」と感じるようでしたらルーペの使用は有効です。一方で見える範囲は狭くなります。

でもそのためには「まずは老眼鏡をしっかりと作る」ことが基本にあることを忘れないでください。老眼鏡が合ってないのにルーペをかけても見えるわけではないのです。

ルーペはやはり高いものの方が性能はいいことが多いです。性能というのは特にゆがみという点です。ゆがみを感じにくい非球面レンズの方が疲れにくいのでよいです。

その時注意したいのが、メガネ屋さんなどで試す場合は比較的短時間で判断するのであまり疲れません。けれども実際は5分間で本が読めるわけではないので家で使ってみると疲れてしまうことがあります。長い時間かけても疲れないように、できるだけ長めに試してから判断した方がいいでしょう。

第6章

老眼の最新治療

老眼を治す最新治療は実はたくさん出てきています。「老眼は治らないのでは？」と思うかもしれませんが、実際にどんどんと新しい治療法は出てきているのです。

老眼は治る

老眼は治るのでしょうか？　治らないのでしょうか？　ここをちゃんと理解しておかないととても後悔します。特に手術となると医者はついつい「治ります」と平気で言います。その言葉をうのみにしてはいけません。

「老眼は治る」というとどう思うでしょうか？　普通「治る」とはそれがな

かった状態になることです。腹痛が治ればおなかは痛くなくなります。インフルエンザが治れば熱が下がって何も不自由を感じなくなります。

では「老眼は治る」のでしょうか？「治らない」のでしょうか？テレビや新聞・雑誌を見ても「治る」と言う医者と「治らない」と言う医者がいます。

老眼の手術をした場合を考えてみましょう。老眼の手術を受けると遠くも近くも見ることができるようになります。けれども10代・20代の頃の見え方とは違い見え方の精度は落ちますし、中間距離は見にくいままとなります。これは治ったといえるでしょうか？　治っていないというでしょうか？

微妙…ですよね。確かに老眼によって見にくかった「近く」は見えるようになったけど、すっきりとは治っていない。だから「インフルエンザが治る」という程度には治っていません。じゃあ前よりもよくなっていないかというと、よくはなっている。だから「治っている」ともいえます。

手術だけでなく、目薬やトレーニングやメガネなど、あらゆるものにいえることですが、

「若い頃と一緒にはなりません」＝「完全には治りません」
「でもよくはなります」＝「部分的には治ります」

というのが正しいのです。

特に手術を考える場合、このことを理解しないと大変なことになります。

「治る」と言われて「すっかり若返る」と勘違いして手術を受ける人が多い

からです。

手術を受けてみると想像よりよくない。すると、「これは手術の失敗か？」と思います。そうして私の元に相談に来る患者さんがたくさんいます。実際手術は失敗していません。けれども手術前の説明が不十分なのです。

どんなに手術がうまく完璧な医師が手術したとしても、患者さんと医師の間の意思疎通がうまくいっていなければ「手術は成功したけれども、患者さんは失敗した気持ちになる」ことが多いです。実際私のところに相談に来る「手術が失敗したと思う」と言う患者さんの95％ぐらいは「手術は成功、しかし調子が悪い」という人です。

私のところには緑内障・白内障・黄斑変性をはじめ多くの病気の方が相談に来ます。放置すれば失明するような病気であれば、患者さんの想像と違って見え方が改善していなかったとしても「失明しなかったのだから」とも思えます。

けれども老眼の治療は「やらなくても失明しない」治療です。だからこそ患者さんが想像している見え方と実際の結果に差を生むのはよくないです。

ではどうすればいいいか？　一番は医者の選び方になります。

医者の選び方

医者というのはいろいろいます。技術のいい人もいればわるい人もいます。性格がいい人がいればわるい人もいます。ただ難しいのはそれが外から見て分かりにくいことです。

まず技術はどうでしょうか？　ある程度までは手術件数が重要になります。

手術をこれまで100人しかしていない人と1万人やっている人では圧倒的な差が出ます。

では1万人やっている人と2万人やっている人ではどうでしょうか？　こうなってくると、たくさんやっているけれどもあまりうまくない人もいれば、ある程度だけどうまい人もいます。自信がある雰囲気だけど実際は傲慢なだけの人もいれば、自信がなさそうだけどただ謙虚なだけの人がいます。外から見てどう評価したらいいのでしょうか？

結論から言うと「他と比較して、平均以上の手術件数をしていること」これが基本的な条件です。もちろん技術は大切ですが、老眼治療で大切なのは「技術」だけではありません。技術は一流でも「説明がうまくなく不必要な手術をしてしまう」ということもあります。

次に大切なのは説明です。説明で大切なのはよいことばかりではなく「わるいこともちゃんと言ってくれるか？」です。ついつい「手術によるわるいことを言う医者は自信がない」と勘違いしがちですが、老眼治療の場合はそうではないのです。世界一の術者が手術しても完璧に若返らせることはできません。手術ですからわるい点（リスク）がないわけはないのです。

それなのにわるい点を隠そうとする方が問題です。ＬＡＳＩＫ（レーシック）という近視の矯正手術がすごく流行った時期がありました。手術のいい点ばかりを強調してわるい点を隠すことがありました。もちろん安全性の高い手術ではあるのですが、わるい点を隠して治療をするのは正しくはありません。わるいことをちゃんと言ってくれる医者は正直にあなたに向き合っています。

そして人柄です。こればかりは相性というのがあります。「手術も最高で説明も正直に言ってくれるけれどもどうにも合わない」という時はほかの医者に治療を受けた方がいいでしょう。

人柄にも関連しますが医者の考え方というのが重要です。主に老眼の手術をする医者の考え方には大きく分けて二つのタイプが存在します。「積極的」なタイプと「保守的」なタイプです。

○「積極的」なタイプの医者

・いい点

最新治療を受けることができる
リスクのある治療も望めばやってくれる
世界の医療発展に貢献できる
・合う人
新しいことに積極的な人
リスクを受け入れられる人

○「保守的」なタイプの医者

・いい点
大きな失敗のリスクが少ない
無難な治療を受けることができる
・合う人

安全性・確実性を重視する人

自分と合わないタイプの医者に治療を受けると危険です。例えば、老眼はあるけど手術をした方がいいかどうかのボーダーラインぐらいの人がいたとします。

あなたが安全・確実をモットーとする場合、積極的なタイプの医者から説明を受けるとよいことばかり説明されるので「あれ？　簡単な手術なのかな」と思って治療を受けます。その医者は手術件数も多く実際に手術はうまくて成功しますが一方で「あれ、思っていた見え方と違う。こういうことならやらなければよかった」とすべて終わってから思うのです。

逆にあなたが積極的に最新治療を受けたい場合、保守的なタイプの医師に説明を受けると、「まだ手術はしない方がいい」と言われてしまいます。「もう老眼が始まっているし、せっかく手術をしたいのになぜやってくれない」と不満になってしまいます。話してみて自分とタイプが合わないなと思ったら何人かの医者に話を聞いてみた方がいいでしょう。

新聞・雑誌・テレビ・インターネット情報といろいろありますが、信頼するのは実際にその医院を受診した家族や友人・近所の知人からの体験談だけにした方がよいです。

メディアに出ている人がすべていい人とは限りません。名医や神業と紹介されているからいいとは限りません。混雑しすぎてあなたに向き合ってくれないかもしれません。ですから一番は知人の体験談を信じてください。インターネットのクチコミはやらせがあります。けれども友達や家族の体験談にはやらせはありません。

○最新手術を受けるべきか？

老眼には最新治療がたくさんあります。そしてそれは毎年といっていいほどまた新しい内容が出てきます。「最新治療」＝「いいもの」というイメージが一般的にはありますが、老眼治療にはそれは当てはまりません。なぜでしょうか？

多くの最新治療があるということは言い換えればその分野はまだまだ「発展途上である」ということです。そのためいいと思っていた治療が多くの人が治療を受けてみると何年後かに「意外とよくなかった」ということもあります。

具体的には後でご紹介しますが、「以前はすごく流行っていたけど、やってみたら意外とよくなくて今ではあまり行われていない（旧）最新手術」というのが多数存在します。となるとその治療を受けた人は「もうちょっと待ってほかの治療にした方がよかったのかな」と思ってしまいます。

でも最新治療を受けた方がいいタイプの人もいます。それは「リスクを取ってでもよりよい新しいものにチャレンジしたい」という人です。最新治療は間違いなく「これまでよりもよりよい治療」だから最新治療として出てきています。もちろん結果として「多くの人に手術をしてみたらそうでもなかった」ということもありますが、一方で「多くの人に手術をしてみたらやっぱり最新治療はよかった」となることもあります。

ですから積極的な人に限っては最新治療を受けるべきです。

○高い安いは判断材料にしてはいけない

では、治療費は高い方がよい手術で安いほうがわるい手術でしょうか？

実はそういうことはありません。特に老眼手術の場合は先進医療などいくつかの公的なものはあるにせよ、自費であることがほとんどです。そのため値段は病院が独自に決めることができます。同じ手術を30万円でやるところがあれば50万円でやるところがあります。もちろん「同じ病院で同じ治療なら安い方がよい」のは確かです。けれどもあなたの大切な目を扱うので値段だけでは決めない方がよいです。

○知っておきたいお得なお金の情報

老眼治療を受ける時、金銭的にお得な方法があります。それが先進医療です。老眼の手術は基本的には自費です。手術も検査も薬もすべて保険はききません。けれども老眼治療の中でも眼内レンズの治療では一部保険がききます。それが先進医療という制度です。

これは「新しい技術が有効か見極めるために一部だけ保険が使える」という制度です。手術代金やレンズ代金は自費になるのですが、手術前の検査や手術後の検査は保険で賄うことができて相対的に医療費が安くなります。

先進医療の指定を受けている医療機関でしかこの治療を受けることができません。厚生労働省のホームページに「先進医療を実施している医療機関の一覧」というのが載っているのでそれを参考にしていただければ費用を抑えることができます。

さらに費用を抑えられるのが先進医療特約です。これは一般の医療保険に入っている人の中で、先進医療特約というのに加入している場合その特約により医療費が返ってくるという制度です。加入している保険によって違いますが、「私は先進医療特約に加入している」のかどうかというのは一度確認してみてください。

手術の選び方

では、たくさんある手術の中で具体的にどの手術を受けるべきか、その選び方を見ていきましょう。

結論を言ってしまいますと「眼内レンズの手術が一番」。以上です（ほんの一部の人はほかの手術がいいこともあります）。

でもインターネットやテレビ・ラジオ・雑誌ではほかの治療法がよさそうに書いてあるけれども？　そう思うかもしれません。日本の眼内レンズ屈折矯正学会が行ったアンケートがあります。[15]それこそ老眼治療を積極的にやっている医者が多く所属している学会です。そこで医者向けに行われたアンケートでは「老眼矯正で最も有用な方法は？」と聞いて71・9％が「眼内レンズ手術」と答えています。「特になし」と答えたのが25・9％です。つまり眼内レンズ以外の手術方法（これからいろいろ紹介します）がいいと答えた眼科医はすべて合わせてもたったの2・3％だったのです。

つまりほとんどの専門とする眼科医が「眼内レンズが一番いい」と答えて

います。

ではほかの手術方法は知らなくてもいいのでしょうか？　そんなことはありません。一部には先に触れたように「眼内レンズにはしない方がいい人」がいます。もしあなたがそれに当てはまっていたらほかの治療を選択すべきなのです。それでは老眼の手術の種類をすべて見ていきながらあなたに合うか合わないのかを解説していきましょう。

治療を受けるにはいくつかの注意点があります。

まず手術はやめた方がいい人としては

1　他に目の病気がある人

2　精密に近くを見る仕事・趣味がある人

3　性格が神経質な人

です。またメガネに抵抗がない人の場合はこれらの治療をするよりはメガネやコンタクトでの対応のほうが確実です。

他に目の病気がある人の場合は老眼がよくなっても見えにくさが残ったり、むしろ見えづらくなってしまうことがあります。例えば緑内障や黄斑変性などという失明に至る可能性がある病気がある場合はそちらを優先して、老眼治療はあまり手術的な治療はしない方がいいです。

また細かい作業の仕事や趣味がある場合も難しいです。老眼をよくするといっても若いころにかなうわけではありません。そのため手元で細かい作業をする人にとっては老眼の治療による回復では不完全なことが多いです。はたまた神経質な人の場合も避けた方がいいです。あらゆる治療にいえることですが、感じ方は人によって違います。

同じように術後視力が出ていても0・7見えて「よく見える」と感じる人もいれば「全然見えない」と感じる人もいます。特に老眼の治療は高額であリリスクもあることなので、このように神経質な人の場合は、期待が大きすぎてやって後悔することが多いです。そのため日常生活ケアやメガネなどの対応のほうが無難になります。


ある方は老眼が気になっていて多焦点眼内レンズの治療を受けました。それまでその方は近視があってずっとメガネの生活だったのですが、手術をしてからは車を運転する時も、本を読む時もメガネが要らなくなりました。全くのメガネなしの生活になったのです。

視力もあがりました。それまで免許証には「眼鏡等」と書いてあったのですが今では書いてありません。「若々しく見えるね」と言われるようになりました。趣味のゴルフも楽しめてグリーンにボールが乗ったことを肉眼で観察でき、スコアもメガネなしで書くことができます。快適生活です。

ある方は老眼が気になって老眼治療を受けました。それまでの生活では老眼以外に不自由を感じたことはありません。子どものころから視力はよく出ていて生活にも問題ありませんでした。ただ老眼となってきて「メガネはかけたくない」そういう思いから手術に踏み切ったそうです。手術は本当に簡単に終わりました。痛みもなくてこれならば早くやればよかった、と最初は思ったほどです。

けれども手術後むしろ見にくくなりました。老眼は全くよくならずただ手術をした方の目が遠くも近くも見にくくなってしまいました。視力としては下がっていないのですが暗い感じがして見にくいのです。
病院で相談してみると、「治療したところを治すことはできるけれども元ほど見えるとは限らない。他の治療を試してみるのも手だ」と他の治療法を勧められました。修正手術だから追加費用もあまりかからないということでしたが、前回のことがあります。怖くなって治療はしないで様子を見ることになりました。結局あれから毎日ゆううつになり、生活に不自由を感じるようになってきました。

こんなことが起きるのです。どうしても老眼の最新治療をやっている施設は自分のやっている治療が一番だという表現をしたくなります。けれども公平な目で見たいものです。

ではどうやって老眼治療を受ければいいのでしょうか？

もしすでに眼科のかかりつけ医がいるのなら相談して、老眼の治療を受けたいのだけれどもどうでしょうか？　と聞いてみるのがよいです。「あなたの目はやめといた方がいい」「あそこの先生ならやってくれるよ」と紹介してくれます。

では実際に最新の老眼治療についてご紹介しましょう。

まず、手術の方法は大きく分けて二つあります。

1 目に人工レンズを入れる方法（眼内レンズ手術）
2 角膜（黒目）をいじる方法

があります。

[1]目に人工レンズを入れる方法（眼内レンズ手術）

目の中にある水晶体というレンズを取って人工レンズに入れ替える方法です。

いい点：人工レンズの入れ替えがきく。

わるい点：乱視は残る。細かい修正は難しい。

①多焦点眼内レンズ　②調節可能眼内レンズ　③モノビジョン

①多焦点眼内レンズ

図 14　多焦点レンズ

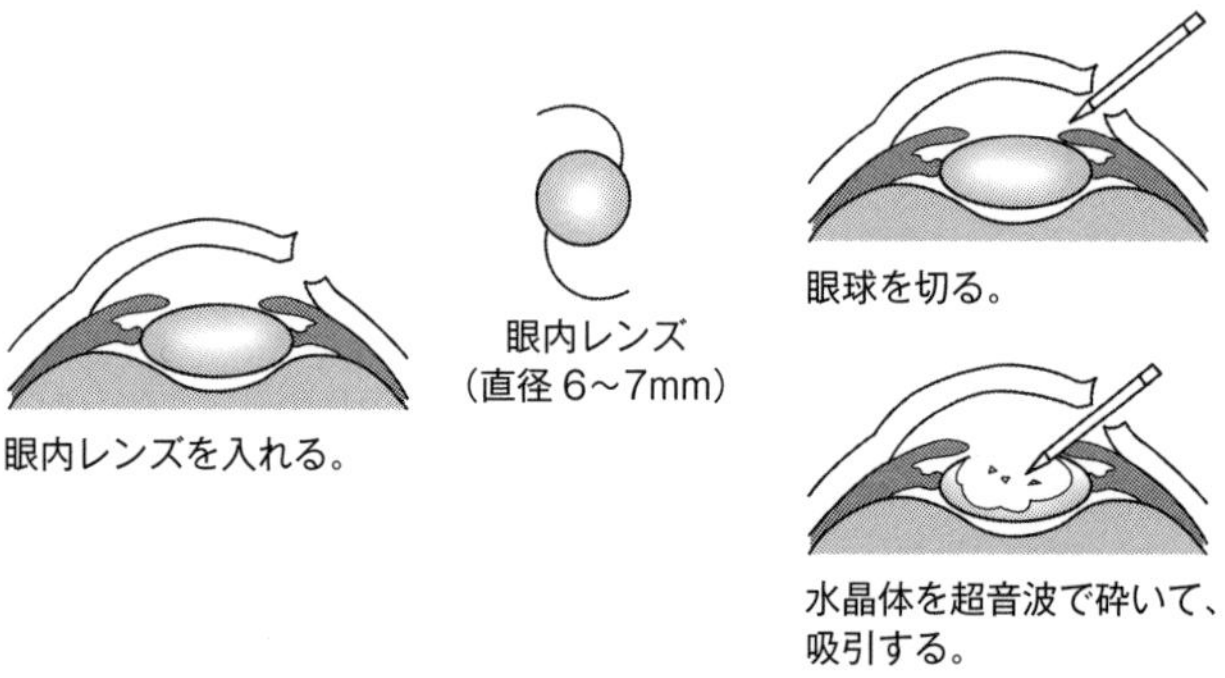
眼球を切る。
眼内レンズ
（直径 6～7mm）
眼内レンズを入れる。
水晶体を超音波で砕いて、
吸引する。

日本で最も行われている老眼矯正手術

白内障手術をする時に同時に老眼を治す方法です。先進医療といって一部は保険が使えますがかなり高額な治療になります。先進医療の保険に入っている人は確認してみることをお勧めします。この方法は一枚のレンズの中で遠くも近くも見える（中間も見えるものもある）構造を作っています。

ややこしいのは多焦点という言葉で

す。遠くも近くも中間もどこもかしこも多くの焦点を持っているように感じますが実際は2焦点レンズで「遠くと近く」か、3焦点レンズ「遠くと中間と近く」が現在の主流です。

そのため、遠くと近くの映像が脳に送られそのどちらかを脳が選択して見るという方法です。最もいい点はこれまで日本で最も多く行われているというだけあってさまざまなトラブルなどに対する対処法もわかってきていることです。しかし、その一方でどうやっても対処できないトラブルがあることもわかっています。

具体的には「グレア・ハロー」といわれる見え方で簡単にいうと見え方がわるいということです。白内障手術で単焦点レンズを入れた時と比べると多焦点眼内レンズを入れた状態はどうしても見え方が劣ります。

ただほとんどの人は劣っていることに気づかず、その見え方で日常生活に支障をきたすことはありません。でも、一部の人はやっぱり見え方が劣っていてつらいという方もいるのです。

特に緑内障・糖尿病など目に関わる病気を抱えている方はお勧めできません。それでも本人が希望すればこの治療をすることはできますが、どうしても目に関わる病気がある方の場合は不調を感じやすいです。

レンズが合わなかった場合、術後早期であれば再度入れ替えることもできます。けれども長期間たってしまうとレンズを入れ替えることが難しくなってしまいます。一方で手術を受けて半年ぐらいはどうしても目が慣れないという人が多いのです。

だから早期は目が慣れるのを待ちます。けれども「待っている間にレンズを入れ替えにくくなった」ということも起きやすいものです。手術を受ける前に多焦点レンズの見え方を試してみる方法としては遠近両用コンタクトをやってみるのも一つです。全く同じではないですが、雰囲気を実感することができます。

また、通常の単焦点眼内レンズを入れている人に追加で多焦点レンズを入れるという方法もあります。

②調節可能眼内レンズ（多焦点調節可能眼内レンズ）

人間の水晶体（レンズ）というのは遠くや近く、中間どこにでもピントがしっかりと自動で合います。一方で人工レンズである多焦点眼内レンズというのは遠くと近くなど2点ないしは3点がしっかり見えるけれどもその他の距離は見にくいレンズです。そこでその問題を解決しようというのが調節可能眼内レンズです。人間の目と同じようにピントを自動で合わせる機能を持ったレンズです。

「なんだ、このレンズが一番いいのでは？」

と思うかもしれませんが、そうでもありません。一番の問題点としては「人間の水晶体と同じようにピントを自動で合わせる」とうたっていますが実際には人間の目とはかなり違ってうまくピントが合わないことも多いです。そのため一般的にはほとんど使われていません。けれども、もしネットやテレビなど、どこかで見聞きした時に「これのほうがよいのでは？」とついつい思ってしまう方もいるのではと思うので紹介しました。

③モノビジョン手術

唯一の保険診療で行える老眼治療です。白内障を治す時に同時に老眼を治すという方法です。

遠くにピントが合う単焦点レンズを片目に、近くにピントが合う単焦点レンズをもう片目に挿入します。使うのはいずれも一般的な白内障手術で用いる単焦点レンズなので保険診療でできる手術です。

例えば、右目に遠く用のレンズを、左目に近く用のレンズを挿入します。両目を開けていると遠くは右目、近くは左目でしっかり見えているので、慣れてくると左右の目を無意識に使い分けられるようになり、眼鏡なしで遠くも近くも見えるようになる、というのがモノビジョンの考え方です。

ちょっとわかりにくいので例を挙げましょう。カメラで写真を撮る時を思い出してください。例えばあなたの右目でファインダーをのぞいて花の写真を撮るとしましょう。右目ではファインダー越しに花が拡大されて見え、左目は閉じて写真を撮りますよね。撮り終わって両目を開けるとどうでしょうか？　右目はファインダーを通して花が見え、左目は全体の景色が見えます。慣れてくると片目をつぶらなくても頭で自動的にどちらかの目だけを使うようになってくるのです。

これがモノビジョン手術になります。基本的には利き目で遠くを見て利き目でない方で近くを見るというのが一般的です。

先ほどの例を想像していただくとわかるように、この方法は確かに遠くも近くも見えるけれどもその処理を脳でうまくしないといけません。それがどうしてもできない人はせっかく「モノビジョン眼内レンズ」にしたけれども結局もう一度レンズを入れ替えなければならなくなってしまいます。

どうやれば自分に合うかわかるでしょうか？

一つの方法としては、度数の違うコンタクトレンズを両目に入れて実際に手術をしたかのように試してみることです。右目は遠く左目は近くという状態をつくって自分がそれに耐えられるかをやってみるのがよいです。

ただしこれもやっぱりコンタクトレンズと眼内レンズでは見え方が違います。あくまで参考程度と考えてください。

白内障の手術をするので合併症のリスク（危険性）は伴います。具体的には0・1％ほどで目に感染症が起こったり、目の奥に出血を起こすリスクがあったりということです。

図 15　老眼 LASIK

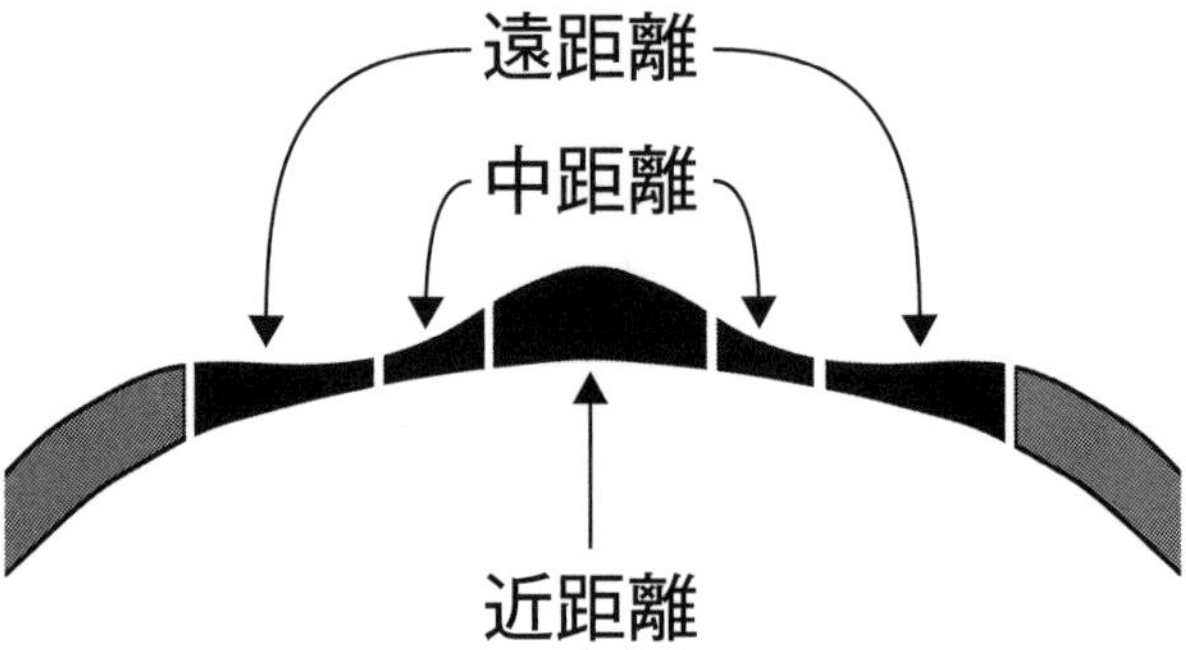

いい点としてはどうしても合わなければレンズを入れ替えることができることです。また、保険診療でできる治療なので、多焦点レンズと比べて安い金額で行えます。

2 角膜（黒目）をいじる方法

目の黒目を削って老眼の補正をする方法です。手術時間が短いです。

いい点：精度が高い。乱視補正ができる。

わるい点：やり直しが難しい。

①老眼LASIK　②モノビジョンLASIK　③角膜インレー　④CK　⑤オサート

①老眼LASIK（マルチゾーンレーシック）（多焦点）

多焦点眼内レンズと同じような構造を角膜に施します。黒目の削り方をちょっと工夫することで、何とか遠くと近くを見えるようにする方法です。ただ、多焦点眼内レンズのように人工のレンズを細かく加工するのと、生体の角膜に細かく加工を施すのとではだいぶ違います。また多焦点眼内レンズほど普及していません。近視用ＬＡＳＩＫと同じようにドライアイになりやすいという合併症問題があります。黒目を削っての遠近両用効果はどうしても弱くなります。老眼が少し軽くなるというぐらいの認識で治療をした方がいいです。

②モノビジョンLASIK（モノビジョン）

モノビジョンLASIKというのはモノビジョン眼内レンズと基本的には一緒です。利き目を遠く、そうでない方を近くが見えるというようにします。LASIKとは黒目（角膜）を削る手術です。乱視などの補正を正確に行うことができるのが最大のメリットです。

眼内レンズの場合は入れ替えることが可能でしたが、LASIKは黒目を削ってしまうので、「やっぱりやめた」というわけにはいかないのが最大のデメリットです。

これもモノビジョンですので両目をうまく使い分けることが大切です。例えば右目が遠く、左目が近くとした場合、どちらをうまく使うかというのを脳で無意識にできなければいけません。

③角膜インレー（アキュフォーカス・レインドロップ・カムラ）

ＬＡＳＩＫを用いて黒目を削りその中に黒い「輪っか」状のものを埋め込むという方法です。透明なものを入れるという方法もあります。ピンホール効果といってテレホンカードの穴くらいの隙間から見た時に焦点距離が深くなりピント調節が要らなくなる現象を利用したものです。

基本的には利き目ではない方に角膜インレーを埋め込むのが一般的です。いい点としては両目を治療をするわけではないので、何もしない（リスクがない）目が片方あるという点です。

覗き見をやってもらえばわかりますが確かに見えるものの、しっかりと見えるわけではありません。また老眼の矯正効果もあいまいなのが現状です。黒目に入れた物質が長期間大丈夫なのか？　という疑問もぬぐいきれません。

④CK

黒目を焼いて形状を変化させる方法です。角膜インレーと同じように利き目でない方に治療を行います。黒目を焼いて変化させるとそれによって度数が変わります。「遠くが見えていた目が近くが見えるようになる」というのがこの治療法です。

いい点としては利き目の方は治療をしないのでそちらにはリスクがないことです。そして目の中に入る手術ではないので感染症のリスクが低いです。うまく慣れるかどうかが問題点です。

⑤オサート

コンタクトレンズで老眼を治すという方法です。かなり特殊で一部の施設でのみ行われています。コンタクトレンズを使うとはいっても、起きている時ではなくて寝ている時です。寝ている時にコンタクトレンズを付けておくと黒目の形が変形します。通常それはよくないのですが、逆に利用しようというのがこの方法です。

コンタクトで黒目の形を変えて近視を矯正する手法は以前からあります。同じようにピントを変えることで老眼にも対応することができるのです。起きている時はコンタクトレンズを外すことができます。

ただ、1回やればずっとよくなるのではなく元に戻るので毎日コンタクトを付ける必要があります。睡眠時間はある程度一定にする方がよいです。そして何回かコンタクトの度数を調整しながら最終的にいい度数にもっていくので、根気が必要になります。

いい点としては角膜を変形させているのですが、ずっと効果があるわけではないのでコンタクトをやめればすぐに元に戻る点です。わるい点としてはすぐ元に戻ってしまうということ、そしてコンタクトレンズによる感染症のリスクがあります。コンタクトレンズからばい菌が入って目がわるくなってしまうことがあるので注意が必要です。

以上から、「現在のところ手術による老眼治療で最もお勧めなのは多焦点レンズを用いた治療」といえます。けれども最終的には医師とよく相談してください。

ちなみに多焦点眼内レンズを入れる時に、手術にレーザー（フェムトセカンドレーザー）を用いて行うという方法があります。確かに精度は少し上がりますが「少し」という程度だと思っていただいていいです。今後に期待です。

老眼と間違えやすい目の病気

老眼だと思っていたら、実はほかの病気だったということがあります。ある方は「最近見にくくなってきたな」と感じていました。とはいっても年齢のせいで老眼だろうと思ってほっておきました。しかし、次第に見にくくなってきてしまい、生活も困難になるほどでした。そこで病院に来てみると老眼ではなくて緑内障という病気だったのです。

緑内障という病気は日本人の失明原因第一位です。その方も病院に来た時点で末期の状態でした。手術や治療で何とか日常生活を保てる程度にはなりましたが、本を読むのも難しく、運転なんてできない状態です。家族や周りの方のサポートが必要となりました。

このように老眼だと思っていて実は違ったとなると困ります。ですから見にくい＝老眼とは考えず、いろいろな病気が潜んでいることがあるのを知っておきましょう。そして老眼と間違いやすい病気の特徴として「ゆっくり進む」「全く見えなくなるわけではなく見にくい」ことがあります。

○緑内障

緑内障は日本人の失明原因第一位ですが、老眼と勘違いしやすい最大の理由は「末期になるまで気づきにくい」ためです。実際に緑内障の人の9割が自分の病気には気づいていないのです。

そのためどんどん病気が進んでしまいます。病気が進むと視野といって見える範囲が欠けてきます。けれどもまっすぐ見る力である視力はすぐにはわるくなりません。そのため本当に末期になるまで気づきにくいのです。

そしてこの病気の一番怖いところは「わるくなっても治せない」ことです。ふつう病気の治療というと、わるいものを治すことです。おなかが痛ければ痛みが取れる。これと同じように見えない人が治療を受けたら見えるようになると思いがちです。けれども現代の技術では緑内障は「わるくならないようにする」ことしかできないのです。そういう意味で緑内障でないかどうかをチェックしておくことが大切になります。では、どのようにしてチェックすることができるのでしょうか？

一番の方法は眼底カメラという検診です。人間ドックで昔は眼底カメラを全員に行っていました。けれども今では眼底カメラの検診は希望しないと受けられません。

そのため自分で「眼底カメラを受けたいです」と言って人間ドックのオプションで受けることになります。

多少費用はかかりますが、あなたの目の健康のためです。そして痛いとかつらいという検査ではありません。検査の時間も1分で終わるものです。具体的にはあなたの目の写真を撮る。それだけです。その写真を専門の医師が見て判断します。

緑内障の人は眼底カメラで異常が出やすい（目の神経が特徴的になる）のでそれをチェックするだけで、あなたに緑内障の疑いがあるかわかります。ぜひ受けておきましょう。

○白内障

老眼と同じように年齢を重ねると白内障になる人が多くなります。白内障とは目の中にあるレンズ水晶体が白くなってしまうことをいいます。本来は透明なものが白くなるので見にくくなるのです。ある日突然白くなるわけではなくて徐々に白くなっていきます。ですから「何だか最近見にくいな」というように感じるのです。

緩やかに進んでいくために、白内障だとは思わず「老眼だろう」と思ってしまう人が多いわけです。老眼と白内障の大きな違いは何でしょうか？ 老眼は遠くはしっかり見えることです。遠くは見えるけれども近くが見にくいのが老眼です。一方で白内障の場合は遠くも近くも見にくくなります。

白内障が進行してしまうと手術治療が必要になります。自分が老眼だと思っていたら実は白内障だったというケースがよくあります。眼科の外来には毎日たくさんの患者さんが来ます。「老眼だと思うけれども最近見にくいので一応来た」と言う人の中には、実は白内障によって視力が下がっていたという人が必ずといっていいほどいます。

つまりみんな勘違いしてしまうので知っておきましょう。白内障であった場合は、メガネやコンタクトレンズを調整してもよくなりません。

○ドライアイ

ドライアイとは目が乾くことです。これが老眼と間違えられてしまうこともよくあります。白内障の場合は遠くも近くも見にくいです。緑内障も遠くも近くも見にくいです。

一方、老眼は近くだけが見にくいわけです。ドライアイの場合も遠くも近くも見にくいことが多いのですが、「近くだけが見にくい」ということもあります。

人間は何かを集中して見る時に、まばたきが少なくなります。普通にしていると1分間に30回ぐらいまばたきするのですが、本を読んでいる時は半分、モニター（スマートフォンやパソコン）を見ている時は、さらに半分ぐらいにまばたきの数が減ってしまうのです。

まばたきが少なくなれば目を守る時間も少なくなります。また、まばたきの時に涙が分泌されるので目の潤いもなくなってしまいます。

特にモニターを見る時に疲れやすいという場合は、このドライアイに注意した方がいいでしょう。

おわりに

年を重ねてメガネが必要になる動物は人間だけです。そして老眼にはすべての人間がなります。それなのに老眼に関しては、間違った理解が多くあります。結果としてよけい不調になります。治療を受けて後悔することもあります。本当は治るのに治さないでもったいない人もいます。

ここまで読んでくださったあなたなら、老眼の本当の姿を理解してくださったと思います。理解してくださる人が一人でも増えてくれると嬉しいです。

この本は意見が偏らないように、川口眼科の蒲山順吉先生に監修いただきました。先生もまさに現場で一人ひとりの患者さんに向かっている人であり、その意見を反映できたのは大変大きかったです。
文章中に出てくる事例は個人情報が特定できないように配慮させていただいております。

読んで理解してくだされば近くの眼科・メガネ屋さんなどと相談して、よりよいメガネを作ったり、よりよい治療ができると思います。あなたが知ったことを周りの人にいい方法として伝えてくだされぱと思います。そうやって老眼が原因で毎日頭痛がしている人、普段から体調が悪い人、多くの不調の人が一人でも減ってくれればと思います。

2018年3月　平松　類

参考文献

1　Ryu H et al. Long-sightedness in old wild bonobos during grooming. Curr Biol 2016 ;26(21)R1131-R1132

2　Bababekova Y et al.Font size and viewing distance of handheld smart phones. Optom Vis Sci 2011;88(7):795-797

3　植田俊彦ら　緑内障における患者教育が眼圧下降とその維持に及ぼす影響　あたらしい眼科 2011;28(10): 1491-1494

4　Chen SP et al. Association of Vision Loss With Cognition in Older Adults. JAMA Ophthalmol. 2017;135(9): 963-970

5　堀江幸弘ら　ビルベリーエキス含有食品摂取による眼精疲労改善効果―ランダム化二重盲検プラセボ対照試験―　あたらしい眼科 2016 ;33(12):1795-1800

6　Lin XH et al.Association between lutein and zeaxanthin status and the risk of cataract: a meta-analysis. Nutriments 2014 ;6(1): 452-465

7　Fillion M et al.Visual acuity in fish consumers of the Brazilian Amazon: risks and benefits from local diet.Public Health Nutr 2011;14(12):2235-2244

8　Durrie D et al. Computer-based primary visual cortex training for treatment of low myopia and early presbyopia. Trans Am Opthalmol Soc 2007; 105: 132-138

9　田中美智子ら　意識的腹式呼吸がもたらす高齢者の自律神経反応及びホルモン変化　形態・機能 2011; 10(1): 8-16

10　土屋邦彦　ＶＤＴ作業者の近見反応における自律神経機能について　日本の眼科 1992; 63: 508-511

11　髙橋洋子ら　視力や近見反射に対する眼周囲乾熱と湿熱の効果の比較　日本眼科學会雑誌 2010; 114(5): 444-453

12　野邊 由美子ら　間欠性外斜視に対する融像訓練の臨床経験　日本視能訓練士協会誌 1993;21:116-120

13　新井紀子ら　後天性眼球運動障害の視能訓練　５．上斜筋麻痺の発症原因による治癒過程　日本視能訓練士協会誌 2000;28: 205-210

14　Renna A et al .Pharmacological treatment of presbyopia by novel bioculary instilled eye drops a pilot study. Opthalmol Ther 2016; 5(1): 63-73

15　佐藤正樹ら　２０１４・２０１５年度ＪＣＲＳ会員アンケート　IOL&RS　2016; 30(49): 385-401

【著者紹介】
平松 類（ひらまつ るい）

眼科専門医・医学博士・二本松眼科病院勤務・昭和大学兼任講師。彩の国東大宮メディカルセンター非常勤・山形県三友堂病院非常勤医師。主な著書に「緑内障の最新治療」「その白内障手術、待った！」等多数。診察を受けるため北海道から九州まで各地から患者が集まる人気医師。テレビ・ラジオ・新聞等多くのメディアでも活躍している。

【監修者紹介】
蒲山 順吉（かばやま じゅんきち）

川口眼科副院長、医学博士、眼科専門医、昭和大学兼任講師。医療過疎の進む東北の基幹病院での医長時代に東北では初めてとなる緑内障の最先端手術を導入し多くの患者に光を与えた。現在も先進医療認定施設での執刀を担い地域医療の活性化に尽力する。眼科は専門性の高い分野のため誰からでも「質問しやすい医師」であり続けることを診療のモットーとし、丁寧な物腰でわかりやすい説明には定評がある。

老眼《ろうがん》のウソ
——人生《じんせい》をソンしないために

2018年4月1日　初版発行

著　者：平松 類
発行者：松永 努
発行所：株式会社時事通信出版局
発　売：株式会社時事通信社
〒104-8178　東京都中央区銀座 5-15-8
☎ 03（5565）2155　http://book.jiji.com/

印刷／製本　中央精版印刷株式会社

ISBN978-4-7887-1545-5 C0077 Printed in Japan